探秘口腔 健康在“齿”

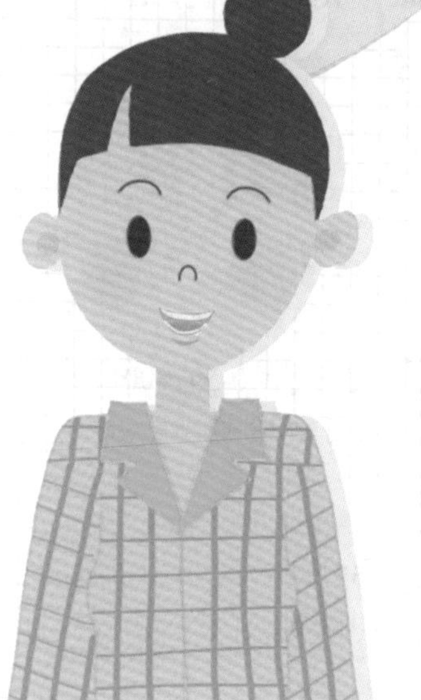

主编 | 刘帆 李秀娥

人民卫生出版社
·北京·

图书在版编目（CIP）数据

探秘口腔　健康在“齿”/刘帆，李秀娥主编．—北京：人民卫生出版社，2023.10

ISBN 978-7-117-35379-3

Ⅰ．①探…　Ⅱ．①刘…　②李…　Ⅲ．①口腔－保健－普及读物　Ⅳ．①R78-49

中国国家版本馆 CIP 数据核字（2023）第 202435 号

人卫智网　www.ipmph.com　医学教育、学术、考试、健康，购书智慧智能综合服务平台
人卫官网　www.pmph.com　人卫官方资讯发布平台

探秘口腔　健康在“齿”
Tanmi Kouqiang　Jiankang zai “Chi”

主　　编：刘　帆　李秀娥
出版发行：人民卫生出版社（中继线 010-59780011）
地　　址：北京市朝阳区潘家园南里 19 号
邮　　编：100021
E - mail：pmph @ pmph.com
购书热线：010-59787592　010-59787584　010-65264830
印　　刷：鸿博睿特（天津）印刷科技有限公司
经　　销：新华书店
开　　本：710 × 1000　1/16　　印张：11
字　　数：186 千字
版　　次：2023 年 10 月第 1 版
印　　次：2023 年 11 月第 1 次印刷
标准书号：ISBN 978-7-117-35379-3
定　　价：69.00 元
打击盗版举报电话：010-59787491　E-mail：WQ @ pmph.com
质量问题联系电话：010-59787234　E-mail：zhiliang @ pmph.com
数字融合服务电话：4001118166　E-mail：zengzhi @ pmph.com

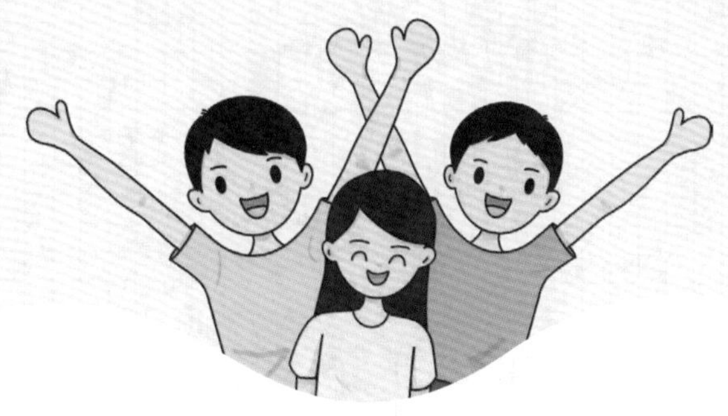

主　编　刘　帆　李秀娥

副主编　颜　文　王　雁

编　者　（以姓氏笔画为序）

王　雁　王　瑶　王洁雪　王晓丹　石永乐
白沅艳　吕　凌　刘　帆　刘　杨　刘漫丽
孙婉昕　杜书芳　李秀娥　李晓英　杨　璐
杨春霞　杨璐萍　肖　宁　吴菲菲　何　静
余　幸　宋　蕾　张　玲　张　静　张云娇
张宗骊　陈　文　陈　雨　林　洁　果　雨
罗　莎　罗　雲　周　颖　赵晓曦　赵峪君
胡明佳　柏海燕　秦　欢　袁　婷　徐庆鸿
黄姝绮　谌　慧　鲁　喆　曾　艺　蒲　丹
廖学娟　颜　文（兼秘书）

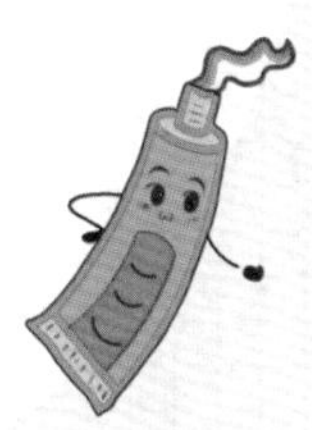

序

自古以来，口腔保健相关内容在多部古籍中均有记载，古文有载："百物养生，莫先口齿"，体现了古人已认识到口腔健康在全身健康中的重要性。随着社会经济的高速发展，人们对口腔保健愈发重视，对口腔健康的探索也不断深入，口腔健康水平已经成为社会文明进步的重要标志。然而，人们口腔保健知识的缺乏、不良的生活习惯以及对口腔疾病错误的认知等，都导致了我国口腔疾患的发生率居高不下，口腔健康素养还有待提升，口腔健康水平还亟待改善。

小口腔，大学问，《探秘口腔　健康在"齿"》一书为健康科普读物，编者以图文并茂、浅显易懂、生动活泼的方式对口腔健康与全身健康的关系、常见口腔疾病或口腔问题的临床表现以及全生命周期口腔健康管理的知识和技能进行讲解，以期为各类人群普及口腔保健知识，推广口腔保健方法，传播健康生活方式，提升健康素养，从而促进全身健康。该书的编写也体现了口腔医务人员在全面实施健康中国战略中的责任感和使命感。

本书的编者来自四川大学华西口腔医院、北京大学口腔医院的口腔护理专业团队，均为长期从事口腔疾病预防、保健、护理及教学的专家。编写内容简明扼要，语言通俗易懂，能为全生命周期人群的口腔健康提供科学指导，是一本不可多得的集科学性、实用性、指导性于一体的科普读物。

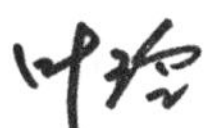

四川大学副校长

四川大学华西口腔医院院长

2023 年 7 月

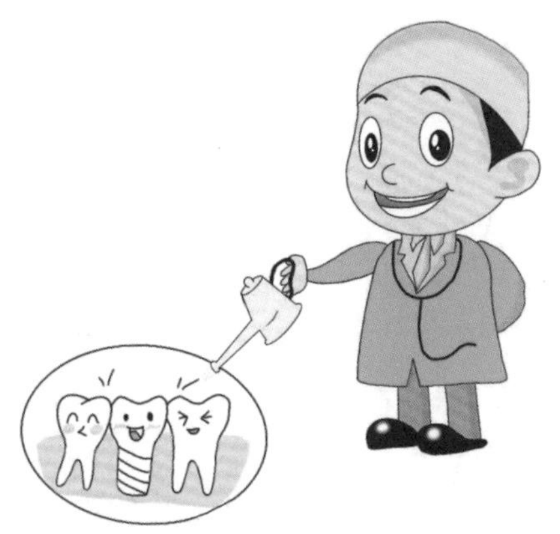

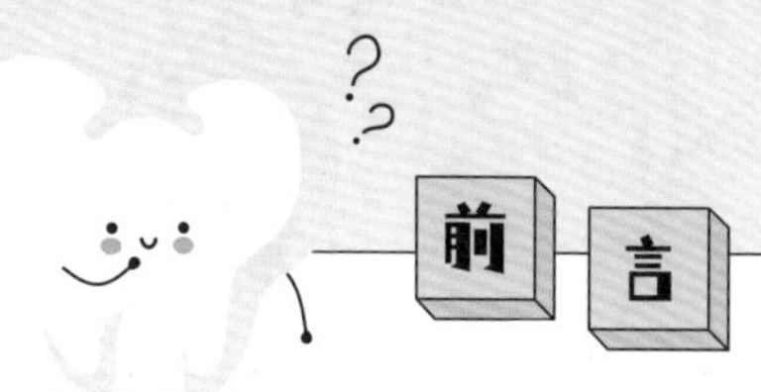

前言

常言道："病从口入。"疾病不仅可以经口腔进食带入，还可由口腔疾病诱发或导致。研究表明：口腔中的感染和炎症因子可导致或加剧心脑血管疾病、糖尿病等慢性疾病；孕妇口腔感染是早产和婴儿低出生体重的危险因素之一；龋病和牙周病会破坏牙齿硬组织和牙齿周围支持组织，影响咀嚼、言语、美观等功能。可见，口腔健康与全身健康息息相关。

但是，目前我国居民的口腔健康状况不容乐观，口腔卫生保健知识缺乏。为此，2019 年国家卫生健康委员会出台了《健康口腔行动方案（2019—2025 年）》，提出要开展覆盖全人群、全生命周期的口腔健康教育。为实现方案中提出的行动目标，满足人民群众对口腔健康的需求，本书由四川大学华西口腔医院，北京大学口腔医院的护理专家共同编著了本书，以期为广大人民群众普及口腔保健知识和技能，增强其口腔保健意识，提高其口腔健康水平。

本书共三篇，分别从口腔健康与全身健康的关系、生活中常见的口腔问题、口腔健康知识与全生命周期的口腔保健等方面为人群的口腔健康提供科学指导。全书采用图文并茂的形式，通过生活中常见的情景故事的导入，增加了图书的趣味性、可读性、实用性。此书可作为各级医疗机构、学校、社区的口腔健康宣教用书，也可为广大人民群众了解口腔健康知识、及时认知口腔疾病、全生命周期口腔卫生保健提供参考。

在此，感谢各位护理专家在繁忙的工作之余参与本书的设计和撰写。因编者水平有限，书中若有不足之处，恳请读者和专家批评指正，以期再版时得以完善。

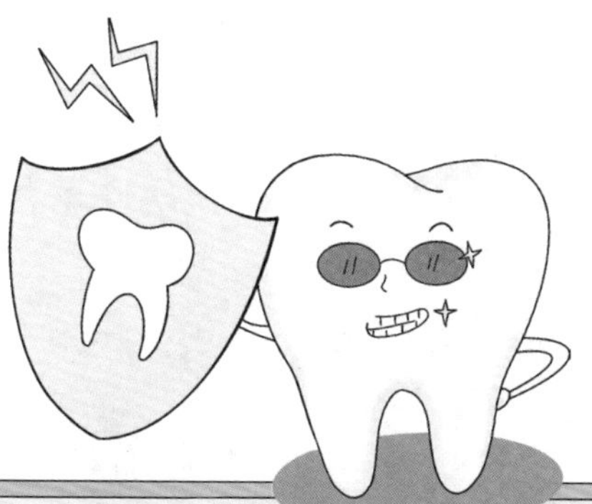

刘帆　李秀娥

2023 年 7 月

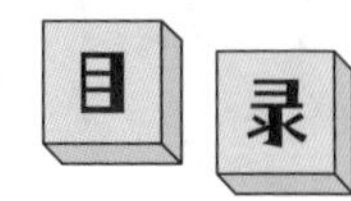

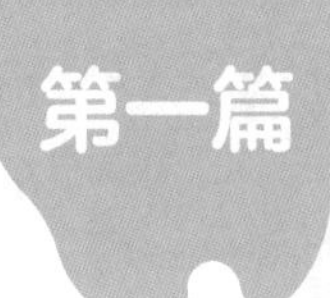

口腔健康 全身健康

第二篇 生活篇

第二章 牙体缺损

第三章 牙痛

第四章 牙外伤

第五章 牙周疾病

第六章 口腔黏膜疾病

第七章 颌面部疾病

第三篇 探秘篇

第一章 基础知识

第二章 保健知识与技能

第一篇 口腔健康 全身健康

随着人类的进步、社会的发展，人们的物质文化生活日趋丰富，对健康的追求有了新的期望，对口腔健康也有了更高的要求。口腔健康是全身健康的重要组成部分，世界卫生组织将口腔健康列为人体健康的十大标准之一。很多因素如错误的刷牙方式、不健康的饮食习惯、不良的生活方式等都可影响口腔健康及功能，也可使人的外貌形象和社会交往受到影响。此外，口腔疾病还可直接或间接影响全身健康，某些条件致病菌长期存于口腔中，当机体抵抗力下降时，可导致或加剧全身疾病，如冠心病、糖尿病等。同时，全身疾病对口腔健康的影响也不容忽视，如：口腔黏膜病变可能是HIV感染的首要症状；口腔溃疡可能提示腹腔疾病或克罗恩病；面色苍白，牙龈出血可能是血液系统疾病的显著表现；当免疫系统受到损害时，口腔中的某些细菌可引起身体其他部位的感染。关注口腔健康，养成良好的口腔卫生习惯，定期进行口腔健康检查，不仅有利于口腔健康，而且对全身健康也有着积极的作用。

第一章 口腔健康 从“齿”开始

什么样的口腔才是健康的口腔?

2007年世界卫生组织提出口腔疾病是一个严重的公共卫生问题，需要积极防治。口腔健康包括：“无口腔颌面部慢性疼痛、口咽癌、口腔溃疡、先天性缺陷如唇腭裂、牙周（牙龈）病、龋病、牙齿丧失及影响口腔的其他疾病和功能紊乱”。

什么样的牙齿才是健康的牙齿？

1981年世界卫生组织（WHO）制定了牙齿健康标准：牙齿清洁、无龋洞、无疼痛感、牙龈颜色正常、无出血现象。2001年世界卫生组织提出了"8020计划"，即80岁的老人至少应有20颗功能牙（能够正常咀嚼食物，不松动的牙）。同时，每年3月20日是世界口腔健康日。

为贯彻落实《"健康中国2030"规划纲要》，深入推进"三减三健"（减盐、减油、减糖、健康口腔、健康体重、健康骨骼）健康口腔行动，国家卫生健康委员会组织制定了《健康口腔行动方案（2019—2025年）》，全方位助力全民口腔健康、最大化满足民众口腔健康需求、全面提升我国口腔健康水平，助力健康中国建设。在我国，每年9月20日为全国爱牙日。

口腔健康是反映全身健康的一扇窗户。健康的口腔和牙齿是身体摄入能量和营养的基础，同时还能增强个体的社会自信心和幸福感。但当今社会人们并未对口腔和牙齿的保健足够重视，民间尚有"牙痛不是病"的说法，对于一些口腔疾病更有许多不科学的解释，如：认为新生儿唇裂是由于母亲怀孕时吃兔肉所致；对龋坏的乳牙无须治疗，因为乳牙迟早是要替换的；"老掉牙"是天经地义的人生规律等。口腔健康非常重要并且关乎全身健康，人的一生时常会受到口腔疾病的困扰，在我国最常见的口腔疾病是龋齿和牙周病。这两大疾病主要是由牙菌斑引起的，通过自我口腔保健和专业口腔保健可在很大程度上得到预防，并且早治疗预后较好。

第二章　口腔健康与全身健康

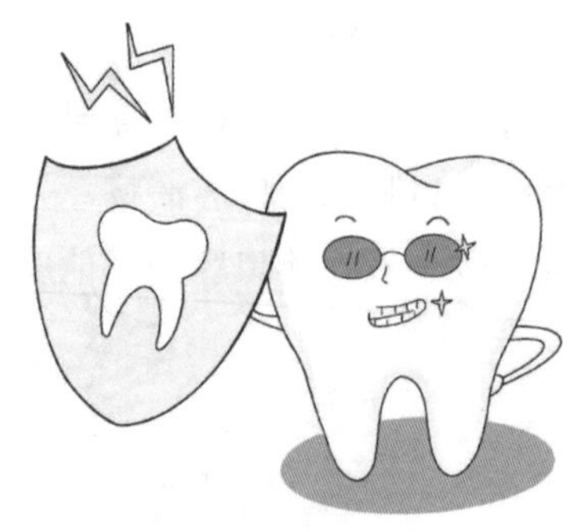
关爱口腔 守护健康

口腔是人体消化系统的起点，它与身体其他器官有着密切的关系。口腔健康与心脑血管疾病、呼吸系统疾病、内分泌系统疾病等相互关联。

一　心血管疾病

（一）口腔感染与感染性心内膜炎

来源于牙源性感染或牙科治疗的病原菌，可能造成菌血症，使机体产生循环抗体及凝集素，血小板凝集形成血栓，并且病原菌可黏附在心脏瓣膜或植入的人工瓣膜上，可引发心内膜炎。

（二）牙周炎与急性心肌梗死和慢性冠心病

牙周感染与冠心病的急性发作和全因死亡率密切相关，并且牙周感染的程度也与冠状动脉病变的程度显著相关。

二　糖尿病

糖尿病与牙周病的关系最为密切，牙周病显著增加糖尿病发病风险。糖尿病患者牙周病的发生率和严重程度都高于未患糖尿病者，并且血糖控制不佳的糖尿病者，其牙周炎的症状更加明显，进展更为迅速，易发生牙周脓肿。

三　早产和低体重儿

患重症牙周炎的孕妇发生早产及生产低体重儿的危险度会提高数倍，其危险程度甚至高于吸烟和酗酒对低体重儿的影响。

四　其他

（一）呼吸系统

获得性肺炎和口腔菌斑生物膜感染有关。不良的牙周环境是潜在的呼吸道致病菌的储存库。牙周袋内的致病厌氧菌也可导致年老体弱者或者长期住院的患者发生肺部感染甚至肺脓肿。

（二）消化系统

口腔是消化系统的起始，口腔内的细菌，尤其是牙周袋内大量毒性较强的厌氧菌都可以直接进入消化道。例如：幽门螺杆菌会引发消化道溃疡，而牙菌斑中所存在的大量幽门螺杆菌不易被药物去除，若牙菌斑不能及时清除，其中的幽门螺杆菌会造成消化道的再次感染。

第三章 全生命周期口腔健康

口腔疾病已成为常见病、多发病，关注个体全生命周期口腔健康意义重大。从孕妇龋齿、孕妇冠周炎、儿童龋、成人牙周炎、老人牙缺失等问题看，看似简单的牙齿其实并不简单。

一 孕妇口腔健康

孕妇的口腔健康是胎儿健康的保障。孕育新生命本是件令人幸福的事情，然而当口腔健康出现问题时则可能会使这一过程变得“危机四伏”。孕期因身体状态及激素水平的变化使孕妇更容易发生急性牙痛、牙龈炎及智齿冠周炎等问题。此外，孕早期妊娠反应引发的呕吐、孕后期进食次数增多及偏爱酸甜食物等饮食习惯都易使口腔 pH 降低，从而导致牙齿脱钙，容易导致龋齿的发生和牙龈慢性炎症的加重，进一步出现牙龈肿胀、出血、口臭等症状。因此，女性在计划怀孕时就应主动接受口腔健康检查，及时发现并处理口腔隐患或疾病，增强口腔健康意识，建立良好的生活及口腔卫生习惯，定期进行口腔检查，同时加强孕期营养管理，合理进食，减少餐间零食特别是甜食的频率，降低龋齿的发生率。

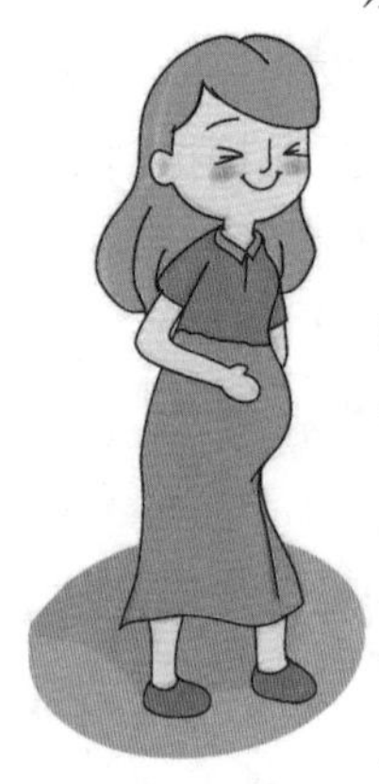

二 婴幼儿口腔健康

口腔健康是婴幼儿正常生长发育的基础。十月怀胎，一朝分娩，此时，整个家庭更多关注的可能是新生儿进食种类和进食量，而忽略喂养的姿势、口腔清洁的方法是否正确。正确的喂养姿势有助于婴幼儿颌面部的正常发育，而错误的喂养姿势可能导致口腔黏膜创伤性溃疡，乳牙反𬌗（俗称“地包天”），影响口腔和颅颌面的正常生长发育、牙齿萌出以及其正常功能，因此确保喂养姿势正确对婴幼儿一生的口腔健康和全身健康至关重要。促进婴幼儿口腔健康，首先，家长是第一责任人，家长要掌握孩子口腔护理的方法并实践。从出生开始，家长应每天至少帮婴幼儿清洁口腔 2 次，让孩子提前适应日常口腔清洁；第二，科学喂养，预防婴幼儿奶瓶龋，培养良好的饮食习惯；第三，纠正孩子的不良生活习惯，如咬手指、吸下唇等，预防乳牙错𬌗畸形；第四，出现颌面部及口腔意外伤时，及时就医，以免延误最佳治疗时间；第五，定期口腔检查，建议孩子至少每 6 个月接受一次口腔健康检查和口腔卫生指导。值得注意的是，家长可能通过“口—口相传”的方式将口腔中的致病菌传播给孩子，所以家庭成员应当注意喂养安全、喂养方式以及自身的口腔卫生，避免将致病菌传染给孩子。

三　儿童口腔健康

（一）学龄前儿童

健康完整的乳牙列是恒牙健康的基础。

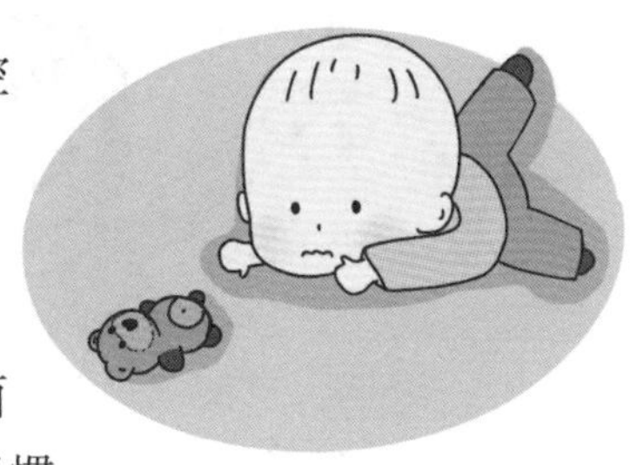

健康的饮食结构和良好的饮食习惯是口腔健康和全身健康的基础，养成良好的饮食习惯会使儿童受益终身。首先，鼓励儿童多吃纤维性食物，增强咀嚼功能，既有利于牙齿的自洁作用，不易患龋病，又有利于口腔颌面部的生长发育；第二，养成良好的口腔卫生习惯，睡前刷牙后不再进食；第三，学习正确的刷牙方法，选择适合的牙刷和牙膏，同时需要家长的帮助和监督；第四，家长还需要帮助孩子尽早戒除口腔不良习惯如吮指、咬下唇、吐舌、口呼吸等，否则会造成牙弓狭窄、牙列拥挤等口腔颌面畸形；第五，鼓励学龄前儿童每 6 个月接受一次口腔健康检查，增强家长和孩子的口腔健康意识；第六，早期矫治前牙“地包天”畸形可纠正或减轻面貌改变，取得较好的治疗效果；第七，乳牙龋齿应及时治疗，龋齿长期得不到治疗容易造成儿童偏侧咀嚼，双侧面部发育不对称，还可影响恒牙的正常萌出和发育；第八，及时治疗乳牙外伤，避免影响恒牙的正常萌出和发育。

（二）学龄儿童

健康安全的换牙期是恒牙健康的基础。

牙齿替换是一个生理过程，正常的顺序是乳牙先松动脱落，恒牙再萌出。如果乳牙未掉恒牙已经先萌出，新萌出的恒牙常不能顺利进入牙列，造成恒牙排列不齐，此时应及时就诊拔除乳牙。做好窝沟封闭，窝沟封闭是预防恒磨牙窝沟龋的最有效办法，值得注意的是，即使做了窝沟封闭也需要认真刷牙，并定期进行口腔检查，发现封闭剂脱落应重新进行封闭。参加体育活动时注意防护，高强度运动时应戴头盔、牙托等防护用具，减少牙齿受伤的风险，如果不慎伤及牙齿应立即到医院就诊。

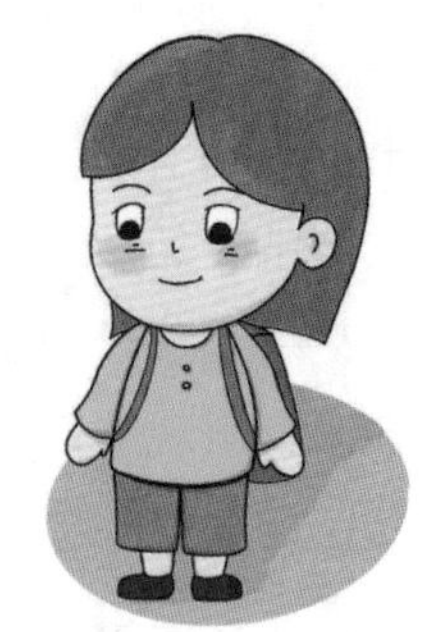

四 青少年口腔健康

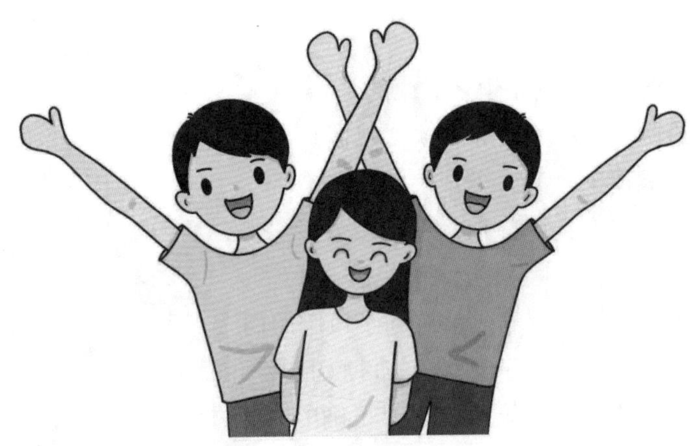

活力四射的青少年

青少年时期养成良好的口腔卫生习惯对口腔的保健非常重要。青少年具有足够的口腔保健能力，是否能够自觉地进行口腔清洁成为这一年龄段主要问题。研究表明：我国青少年自尊在初中阶段呈现显著下降趋势，而有学者指出自尊与刷牙频率在 12 ~ 15 岁之间呈正相关，故在此阶段，家长和口腔医务工作人员应当继续帮助和指导青少年度过这段时期。此外，不良的饮食习惯如长期大量饮用碳酸饮料以及青春期激素的改变增加了青少年患龋和牙龈炎的危险。因此，提高青少年的自我口腔保健意识，避免过度饮用碳酸饮料，注意膳食平衡，保持骨骼和牙龈健康，能够很好地预防一些口腔疾病。

五　成年人口腔健康

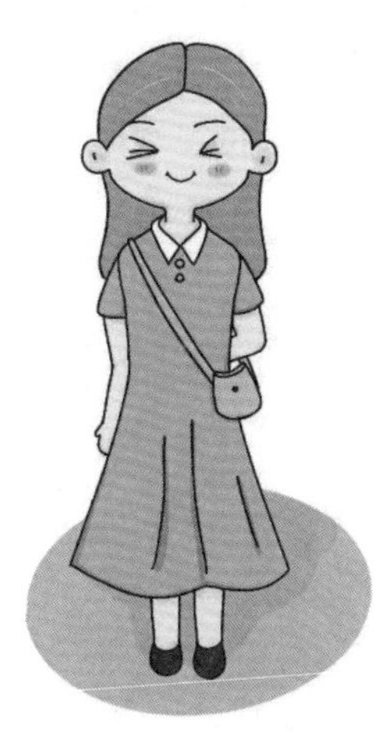

口腔健康是全身健康的基础。我国居民最常见的口腔疾病是龋齿和牙周疾病，这两大疾病主要是由于牙菌斑所引起。龋齿如果得不到及时治疗，导致牙体破坏变成残根、残冠，甚至牙齿丧失。牙周疾病会导致牙齿松动与移位、牙周溢脓、口腔异味，最后使牙齿脱落。患牙未及时治疗，养成偏侧咀嚼习惯，造成面部不对称，甚至引发颞下颌关节紊乱综合征。这些问题都会在一定程度上导致咀嚼困难，影响面部协调和美观，加重家庭经济负担降低生活质量。因此，成年人口腔健康不容忽视。第一，要提升个人口腔保健意识，保持口腔卫生，维护牙齿和牙周组织健康；第二，掌握科学有效的口腔清洁方法，养成早晚刷牙、饭后漱口的好习惯，但需要注意的是，漱口不能去除牙菌斑，去除牙菌斑需要使用牙刷并配合使用牙线；第三，做到一人一刷一口杯，避免交叉感染；第四，正确选择和使用漱口水，根据口腔健康需求选择牙膏，提倡使用含氟牙膏预防龋齿；第五，养成每年至少一次口腔健康检查的习惯，发现口腔疾病时及时治疗；第六，建立健康的生活方式，均衡膳食，少喝碳酸饮料，戒烟限酒，拒绝槟榔，积极预防口腔癌。

六　老年人口腔健康

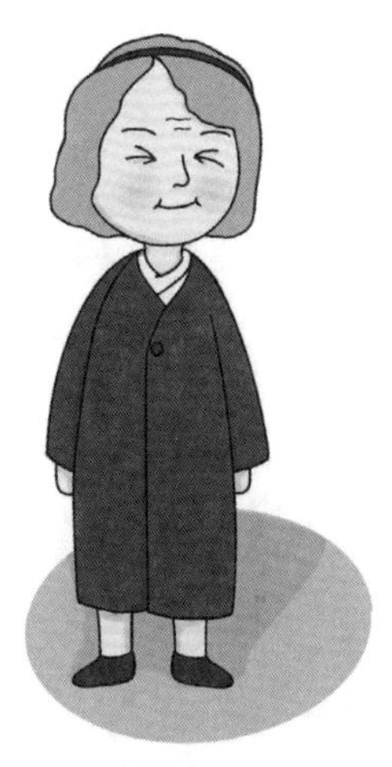

健康的牙齿是幸福晚年的保障。由于老年人味觉的改变和咀嚼功能的减弱，加之口腔组织增龄性改变、牙列完整性被破坏、牙槽嵴退行性改变使吞咽、咀嚼功能受限，容易导致进食量减少以及饮食结构不均衡，继而出现营养不良，诱发或加重心血管系统、消化系统、内分泌系统等疾病，从而影响全身健康。牙列缺失使面容老龄化，影响社会交往自信心。因此，拥有较为完整的牙列，至少保持 20 颗功能牙，是幸福晚年的重要保证。维持老年人的口腔健康，第一，每年至少进行 2 次口腔健康检查，提升自身口腔保健能力，无论有无牙齿都要坚持刷牙，积极防治牙根面龋；第二，若出现食物嵌塞、牙本质敏感和口腔黏膜变化应及时诊治；第三，每日清洁可摘义齿（活动假牙）；第四，合理膳食，改善营养状况；第五，维持口腔基本功能。

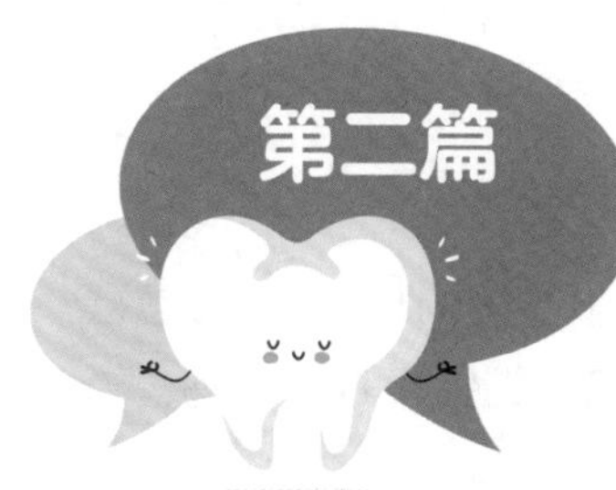

第二篇 生活篇

第一章 牙齿颜色异常

一 我的灰白牙——牙釉质发育不全

华华兴高采烈地刷完牙准备睡觉，此时妈妈喊道："华华，过来，我瞧瞧你的牙齿刷干净了没有？"华华蹦跳着跑到妈妈面前，得意洋洋地说："当然啦，我刷了3分钟呢！"妈妈不信，仔细瞧了瞧华华的牙齿说："你看看，你这黄一块灰一块白一块的，没有刷干净吧？"华华连忙解释道："妈妈，妈妈，我的牙齿就是这个颜色，我仔细刷了的。"妈妈疑惑地将华华拉到洗漱台边，用牙刷轻轻地重复刷，还真是刷不掉，而且仔细观察有些牙齿边还有点儿缺损，怎么这么奇怪呢？妈妈决定明天带华华去口腔医院检查一下。

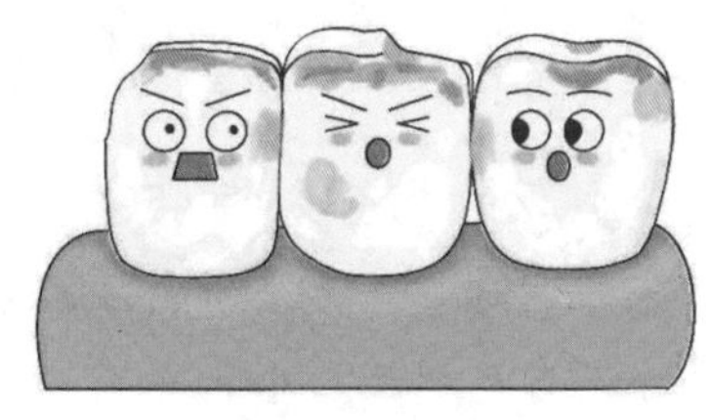
牙釉质发育不全

温馨提示

1. 如果您也遇到以上情况，请尽快前往正规的口腔医疗机构进行口腔检查和治疗。
2. 牙釉质发育不全指在牙釉质发育和钙化过程中，由于全身疾患、营养障碍或严重的乳牙根尖周感染导致牙釉质结构异常。根据致病的性质不同，分为牙釉质形成不全和牙釉质矿化不全。
3. 危害　牙釉质发育不全不仅影响美观，而且牙齿耐磨损性差，抗腐蚀能力降低，极易发生龋齿。同时，患龋后发展较快，影响口颌系统功能。

4. 预防

（1）本病的重点预防人群是孕妇及 7 ~ 8 岁前的儿童，应注意营养全面，避免维生素 A、维生素 C、维生素 D 以及钙、磷的缺乏。

（2）尽早治疗乳牙龋病、根尖周炎等，避免对恒牙胚发育产生影响。

（3）定期进行口腔卫生检查，早发现、早诊断、早治疗。

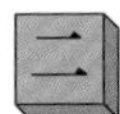“刷不干净”的牙齿——四环素牙

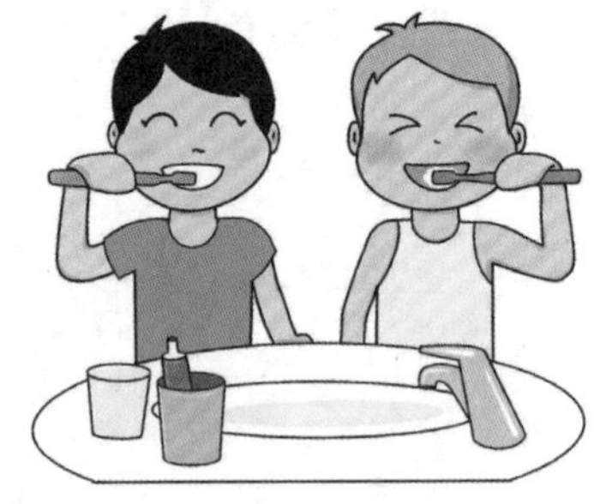

小新的爸爸今年 45 岁，小新 3 岁。3 年来一直是爸爸帮小新刷牙，今天他想尝试让小新自己刷牙。小新爸爸一边做着刷牙的动作，一边跟小新讲着动作要领，小新瞪着大眼睛跟着爸爸做动作，认真又可爱。

刷完牙后，小新好奇地看着爸爸，胖乎乎的小手指了指爸爸的牙齿，又指了指自己的牙齿，高兴地说：“爸爸，爸爸，我赢了，我比你刷得干净，你看，我的牙齿白白的，你的牙齿黄黄的、灰灰的。”

爸爸笑着对小新说：“确实是小新赢了！不过爸爸的牙齿是刷不白的。”“为什么呢？”小新好奇地问。爸爸说：“因为爸爸小时候吃了会让牙齿变颜色的药。”“啊？什么药呢？”小新继续问道。

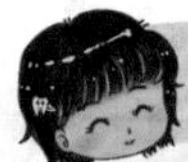

温馨提示

1. 如果您也遇到以上情况，可前往正规的口腔医疗机构进行口腔检查和治疗。

2. 四环素牙属于内源性着色牙，是在牙齿发育、矿化的过程中，即

在妊娠期、哺乳期或婴幼儿期服用四环素类药物，引起乳牙或恒牙着色的现象。四环素牙的着色程度与四环素的种类、剂量和给药次数有关，还可能伴有牙釉质发育不全。

3. 危害　四环素牙会影响美观，造成患者的不自信，对患者的心理造成不同程度的影响。若伴随釉质发育不全，还会影响患者的咀嚼功能，容易发生龋齿。

4. 预防　妊娠期和哺乳期的妇女以及 8 岁以下的小儿不宜使用四环素类药物。

三 坚硬的“黄褐斑”——氟斑牙

晚上，妈妈忙着洗漱，小明站上小板凳，仔细地看着妈妈的脸蛋。妈妈问：“小明，你为什么这样看着妈妈呢？”“妈妈，你脸上这些黄色的小点点是什么呀？”“这个是黄褐斑，这是因为妈妈上年纪了。”小明感觉到妈妈有点失落，连忙抱着妈妈龇着牙笑着说：“妈妈，你别难过了，你看我的牙齿，也和你一样长“黄褐斑”啦。”

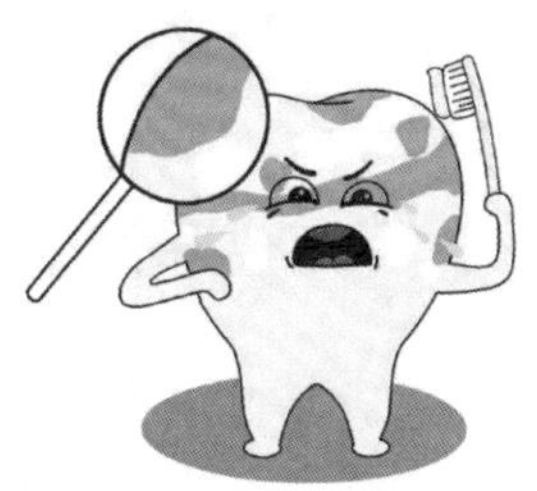

氟斑牙

妈妈疑惑地打量着问道：“你的牙齿多久开始长这些黄色小点点的呀！”妈妈用手指甲抠了抠，发现抠不下来，决定带小明去医院看看。

温馨提示

1. 如果您也遇到以上情况，请尽快前往正规的口腔医疗机构进行口腔检查和治疗。

2. 氟斑牙又叫斑釉症，属于内源性着色牙，具有地区性分布特点，是牙齿发育过程中慢性氟中毒的早期最常见且比较突出的表现。通常来说，是由于该地区水或土壤中氟含量过高，人体摄入过量的氟，维生素 A、维生素 D 和钙、磷摄入不足，导致 6 ~ 7 岁前牙胚的釉质发育和矿化受到影响。表现为萌出牙的牙釉质上出现白垩色到褐色的斑块，严重时并发牙釉质的实质性缺损。

3. 危害

（1）造成牙釉质发育不全。

（2）造成牙体缺损。

（3）影响牙齿美观。

（4）影响心理发育。

4. 预防

（1）选择使用含氟量适宜的水源，调整饮食结构。

（2）在高氟地区，适当补充维生素 A、维生素 D 和适量的钙、磷，可减轻氟对牙齿的损害。

（3）培养良好的饮食和口腔卫生习惯。

四 我不要当小黑——外源性着色牙

爸爸平时工作很忙，难得有闲暇时间陪小明。今天爸爸休假，高兴地对小明说：“小明，来，我们一起玩捉迷藏的游戏吧！”小明开心地手舞足蹈连连叫好。

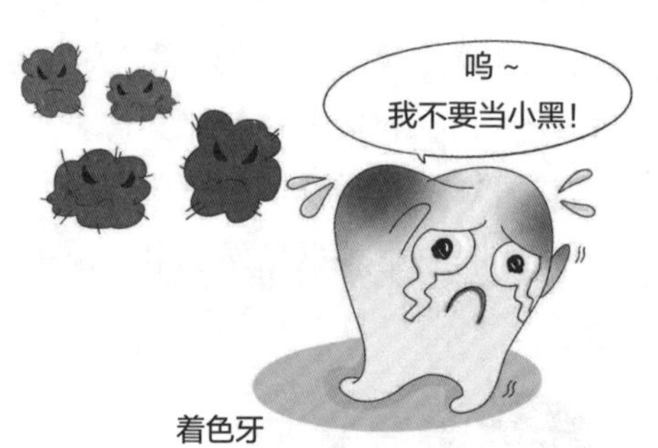

着色牙

经过几轮的追逐，爸爸成了最后的赢家，气喘吁吁地坐在地上，咧着嘴大笑：“嘿嘿！我要像大熊一样要亲亲我的小乖乖！”一下将小明抱入怀里，正准备亲小明的脸蛋，小明一把将爸爸的脸推开，小声说道：“爸爸，不要你亲亲。”爸爸疑惑地问道：“为什么？”小明说道：“因为爸爸整天抽烟，牙齿黑黑的，就像我看的动画片里坏叔叔的样子，我不喜欢。”

爸爸羞愧地抿嘴笑了笑，一时不知道怎么回答，心里暗自想着一定要去医院把这个问题解决掉。

温馨提示

1. 如果您也遇到以上情况，可前往正规的口腔医疗机构进行口腔检查和治疗。
2. 外源性着色由附着在牙齿表面的牙菌斑、产色素细菌、饮料、食物等造成，通常为多颗牙受累，牙表面会呈条状、线状或块状着色，影响美观。
3. 危害　影响牙齿的美观及个人形象，不利于口腔卫生的维护。
4. 预防

（1）保持良好的口腔卫生习惯和饮食习惯，勤漱口，认真刷牙，注意口腔卫生，戒烟、戒咖啡等。

（2）定期进行口腔卫生检查，每 6 ~ 12 个月进行一次超声洁牙，去除附着于牙齿表面的色素。

五　茶与小黑牙——外源性着色牙

豆豆最喜欢暑假了，因为整个暑假都可以待在乡下爷爷家玩。爷爷家有茶园，还种了很多花花草草，又漂亮又香，还有很多小伙伴一起去捉蝴蝶，看青蛙，别提多高兴了。

终于又到暑假，爸爸带豆豆去爷爷家玩。一进门，豆豆发现笑呵呵的爷爷牙齿黑黑的，便问："爷爷，您的牙为什么是黑的呀？"爷爷先愣了一刻，又连忙解释："这是因为爷爷喜欢喝浓茶，喝得牙齿都变色了。"豆豆噘起小嘴又说："黑黑的牙齿一点儿都不好看，爷爷您去看一下牙医吧。"爷爷笑着说："好，好，爷爷改天就去"。

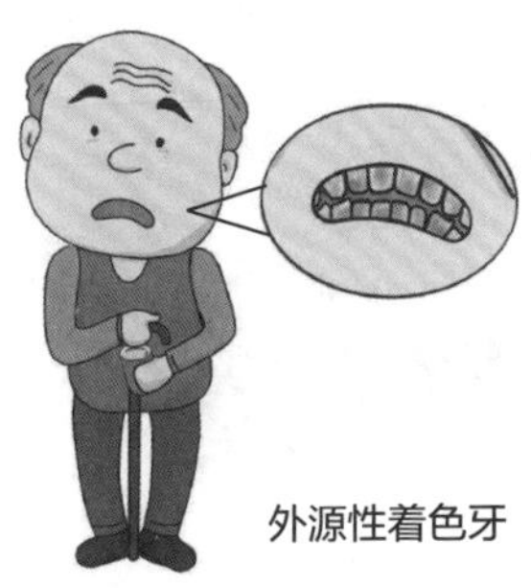

外源性着色牙

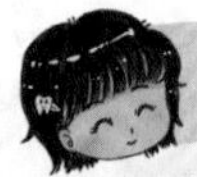

温馨提示

1. 如果您也遇到以上情况，可前往正规的口腔医疗机构进行口腔检查和治疗。
2. 外源性着色牙是由附着在牙齿表面的牙菌斑、产色素细菌、饮料、食物等造成，通常多颗牙受累，牙表面会呈条状、线状或块状着色，影响美观。
3. 危害　影响牙齿的美观及个人形象，不利于口腔卫生的维护。
4. 预防

（1）保持良好的口腔卫生习惯和饮食习惯，勤漱口，认真刷牙，爱护口腔卫生，戒烟、戒咖啡等。

（2）定期进行口腔卫生检查，每 6 ~ 12 个月进行一次超声洁牙，去除附着于牙齿表面的色素。

六　变色牙——牙髓坏死

一天，春暖花开，风和日丽，小杨和小李这一对闺蜜又约在一起喝下午茶，临走时两人拍照留念，"茄子"相机完美地记录下这一刻友谊地久天长。

小杨："小李，你这颗门牙怎么变色了呀？有点灰灰的。"

小李："是的，我喜欢喝咖啡，可能有点染色了吧。"

小杨："不像吧，染色应该是全口牙吧，不会只是一颗牙，你要不要去医院瞧瞧呀，之前我有个同事跟你症状很像，听说是死髓牙，还做了根管治疗，现在不仔细看都看不出来。"

小李："你这么一说，我还真得去医院看看了。"

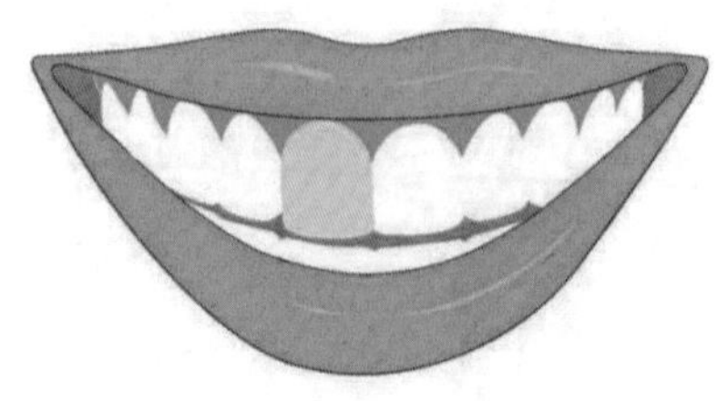

牙髓坏死

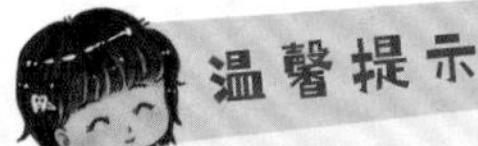

1. 如果您也遇到以上情况，请尽快前往正规的口腔医疗机构进行口腔检查和治疗。
2. 牙髓坏死的病因有很多方面，例如：牙外伤、温度或化学刺激等，患者一般无自觉症状，多以牙冠变色为主，常呈灰黑色，失去光泽。
3. 危害　牙髓坏死如不及时进行治疗，可出现根尖周病变，而根管治疗术是治疗牙髓坏死的首选方法。
4. 预防

（1）保持良好的口腔卫生习惯，掌握正确的刷牙方法，每天至少刷牙 2 次，每次至少 3 分钟。

（2）避免牙外伤等对牙髓的损害。

（3）定期进行口腔检查，早发现、早治疗。

七　受伤后的小灰牙——牙髓坏死

小麦今年已经 6 岁了，由于爸爸妈妈平时工作比较忙，小麦从 1 岁开始就在外婆家生活，逢年过节爸爸妈妈才能回家看看她。而今天，妈妈要去外婆家接小麦回家了，因为她该上小学了。

妈妈刚下车，小麦迫不及待地跑过来问：“妈妈，妈妈，我可以把外婆这里的小狗、小鱼、小猫都带回我们的家吗？”

“那不行，它们要留在这里陪外婆呢，我们放假再来玩。”妈妈捧着小麦的脸一脸宠溺，“小麦，你这颗门牙颜色怎么又变得灰黑灰黑的了呢？妈妈记得上次来看你时这颗牙颜色是黄黄的呀，你说是之前跟小猫咪玩儿不小心摔倒磕到石板上了，后面又受伤了吗？”

小麦撇撇嘴说道：“没有啊，就是那一次。”小麦一脸委屈。

“那你现在牙齿有没有什么不舒服？”妈妈轻轻摇了摇那颗门牙，紧张问道。“没感觉呀！”小麦似乎一点儿也不在意。

“牙齿颜色都变了，我们还是赶快去医院看看吧。”妈妈边说边拉着小麦进屋收拾东西。

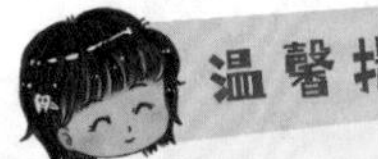

温馨提示

1. 如果您也遇到以上情况，请尽快前往正规的口腔医疗机构进行口腔检查和治疗。
2. 牙髓坏死的病因有很多方面，例如：牙外伤、温度或化学刺激等，患者一般无自觉症状，多以牙冠变色为主，常呈灰黑色，失去光泽。
3. 危害　牙髓坏死如不及时进行治疗，可出现根尖周病变，而根管治疗术是治疗牙髓坏死的首选方法。
4. 预防
   （1）保持良好的口腔卫生习惯，掌握正确的刷牙方法，每天至少刷牙 2 次，每次至少 3 分钟。
   （2）避免牙外伤等对牙髓的损害。
   （3）定期进行口腔检查，早发现、早治疗。

第二章　牙体缺损

一　摔断的牙——冠折

明明今年 22 岁，他有一个非常不好的习惯，只要没事就盯着手机看。坐车看、上班看、走路也看。这不，今天下班路上他又是一边走路一边看，一不注意被绊了一下，当场就摔了一个跟斗。摔倒以后他起身检查自己身体没有受伤，捡起手机就往家走，走着走着，风一吹，明明突然觉得牙齿很不舒服。回家以后照镜子发现牙齿少了一半，吓得明明赶紧去了医院。

温馨提示

1. 如果您也遇到以上情况，请尽快前往正规的口腔医疗机构进行口腔检查和治疗。

2. 以上情况是发生了牙冠折，牙冠折是指牙齿受到急剧创伤，特别是打击或撞击所造成的牙体硬组织折断。多见于上前牙，常伴有牙周支持组织和牙髓的损伤。如发生牙齿折断后，可以保留断裂的牙折片，及时就诊。
3. 危害　冠折以后可能会影响正常的发音、咀嚼功能、心理健康，甚至出现患牙部的牙龈萎缩，出现牙齿脱落的情况。
4. 预防　日常生活中防止跌倒、碰撞等事件的发生。

二　妙手恢复的风景线——全冠修复

小马，篮球打得很好，是学校篮球场上一道靓丽的风景线。这天他为了完成一个帅气的灌篮动作，一没注意摔倒在地，这一摔将门牙摔断了，缺牙的面积还挺大，遇风和接触冷热水时牙齿都有不适的感觉。他去医院进行了检查和治疗，医生嘱咐他观察几个月，从此之后他愁眉苦脸，一想到门牙缺了一块，他就不敢张口说话，也不愿见人，帅气的身影从此消失在篮球场上。

3个月后他去医院复诊时，医生说可以做牙冠恢复牙齿的外形，小马很高兴，医生在摔断的牙齿上磨除了一小部分，在上面戴上了一颗全瓷牙冠，带上的牙冠的颜色和外形与自己的牙齿相差不大，完全看不出是假牙。小马开心极了恢复了自信，又重新出现在了篮球场上，只是为了防止再损伤牙齿，他运动比以前更小心了。

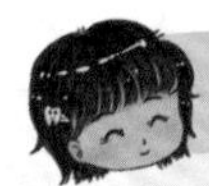

温馨提示

1. 如果您也遇到以上情况，请尽快前往正规的口腔医疗机构进行口腔检查和治疗。
2. 全冠是完全覆盖牙冠表面的一类修复体，是应用最广泛的口腔修复体。根据制作材料，全冠修复体分为金属全冠、烤瓷熔附金属全冠、全瓷冠、树脂全冠、树脂 - 金属混合全冠等。

3. 危害　冠折后不修复，缺损处累及牙本质层或牙髓，可出现牙髓刺激症状甚至出现牙髓炎症、坏死及根尖周病变，缺损累及邻面，可引起食物嵌塞，导致局部牙周组织炎症，严重的大范围缺损可影响咀嚼效率，发生在前牙的缺损可直接影响患者的美观、发音和心理状态。

4. 预防　在进行篮球、足球等运动前，建议佩戴防护用具如运动防护牙托等，尽量减少牙齿受伤的风险。

三　牙齿的“美人痣”——乳牙龋病

小小今年4岁了，是个漂亮的小女孩。奶奶看着自家的孙女也是逢人就夸，就连小小脸上长的“美人痣”也成了漂亮的标志。这天小小正在照镜子，突然发现自己的牙齿上多了好几个黑色的小点点，她凑近镜子，张大嘴仔细看，又用小手指抠了抠，黑色的小点就像长在牙齿上一样，怎么也抠不掉。小小心想：难道和我脸上的“美人痣”一样，牙齿也长“美人痣”啦？

“妈妈，你快来啊，我的牙齿长漂亮的‘美人痣’啦！”小小呼喊妈妈。妈妈闻声赶过来，说：“怎么啦？”“妈妈，你快看，我的牙齿也长‘美人痣’啦！”小小高兴地说着。妈妈听后赶紧蹲下看小小的牙齿，不看不知道，一看吓一跳：“哎呀，这个牙齿上面怎么这么多的黑点点？”

温馨提示

1. 如果孩子也遇到以上情况，请尽快前往正规的口腔医疗机构进行口腔检查和治疗。

2. 乳牙龋病　儿童自6个月大左右开始萌出乳牙，乳牙萌出后若没有做好口腔清洁卫生，容易患乳牙龋病，也就是我们平常所说的“虫牙”。

3. 危害

（1）局部危害：可致乳牙早失，从而导致恒牙错𬌗畸形；可影响患儿的咀嚼功能致使面部不对称；可引发牙髓炎甚至根尖周炎。

（2）全身危害：可引发生长发育缓慢、慢性病灶感染（如过敏性紫癜、风湿热、肾炎等），可影响美观、发音，进而对心理发育产生不良影响。

4. 预防

（1）饮食：控制含蔗糖多的饮食和饮料，避免黏着性强和在口内停留时间长的饮食，睡前、饭前不进食零食和饮料。

（2）口腔清洁：0～1 岁，家长可用手指缠上湿润的纱布或指套牙刷清洁牙面；1 岁以后采用刷牙清洁口腔，在儿童具有自主刷牙能力之前，家长务必协助儿童完成每日早晚 2 次刷牙，每次 3 分钟，3 岁以后可以使用牙膏进行刷牙。

（3）定期口腔检查：学龄前儿童建议每 3～6 个月进行一次，学龄儿童建议每 6 个月进行。

（4）其他：窝沟较深的乳磨牙，要尽早进行窝沟封闭，避免乳牙龋的发生。

四 “六龄牙”的呐喊——年轻恒牙龋病

小明今年 6 岁了，最喜欢吃甜甜的食物，特别是糖果，每次吃上一颗就停不下来。妈妈爸爸虽然知道吃甜食过多会让牙齿变坏，但他们总认为小明还小，等他长大一点了会长一副新的牙齿出来。所以面对小明肆无忌惮地吃甜食和零食，他们从不制止，也不督促他吃后刷牙。

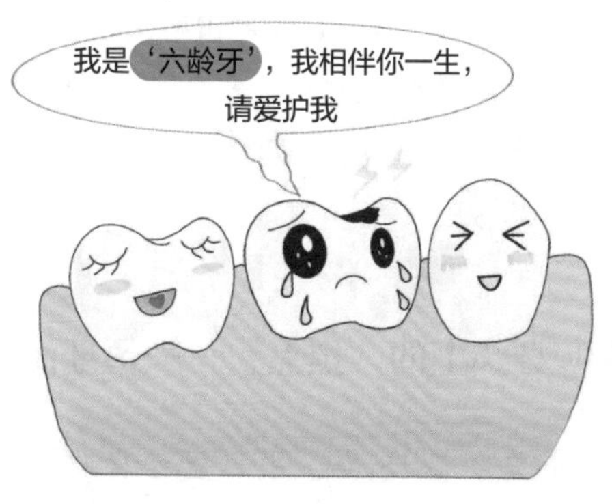

直到有一天，妈妈给小明刷牙时发现他原来的牙齿后面长出了新的牙齿，但牙齿表面黑黑的，感觉不太正常，于是带着小明去医院。医生看了小

明的牙齿说：“小明已经开始换牙了，这颗龋坏的牙齿是萌出的恒牙，俗称‘六龄牙’，以后也不会被替换的，可要好好爱护啊。”

温馨提示

1. 如果孩子也遇到以上情况，请尽快前往正规的口腔医疗机构进行口腔检查和治疗。
2. 年轻恒牙龋病是指已萌出，但是在形态和结构上尚未完全形成和成熟的恒牙上发生的龋病。年轻恒牙龋发病早，耐酸性差，容易患龋，且龋损进展快，容易形成牙髓炎和根尖周炎，易受乳牙患龋状况的影响。
3. 危害　恒牙尤其是“六龄牙”刚萌出时，容易被家长忽视。龋病发生早期儿童常无自觉症状，不易被发现。如果未及时治疗，病变会向纵深发展，引起牙髓和根尖周组织的感染，对咬合关系影响大。
4. 预防
   （1）饮食：控制含蔗糖多的饮食和饮料，避免黏着性强和在口内停留时间长的饮食，睡前饭前不进食零食和饮料。
   （2）口腔清洁：每天早晚 2 次刷牙，每次 3 分钟，在儿童具有自主刷牙能力之前，家长需协助儿童完成每日早晚 2 次刷牙。
   （3）每 6 个月进行一次口腔检查。
   （4）其他：窝沟较深磨牙和前磨牙，要尽早进行窝沟封闭，避免龋病的发生。

五　牙齿上的“黑点”——恒牙浅龋

小美今年 18 岁，平日里最喜欢吃坚硬的糖果，晚上睡觉的时候也要吃着糖果睡觉。一天，小美照镜子时发现大牙齿表面有黑色的点，刷牙都刷不掉，她急忙去寻求医生的帮助。医生告诉她：“你长虫牙了，需要把牙齿上的黑点磨掉再补起来。今后更要注意口腔卫生，晚上也不能吃着糖睡觉。”

补完牙后，小美并没有听医生的嘱咐，依旧我行我素，没过多久，她发现补过的牙齿进食冷热食物时有敏感的现象，小美这才后悔当初没有听医生的话。

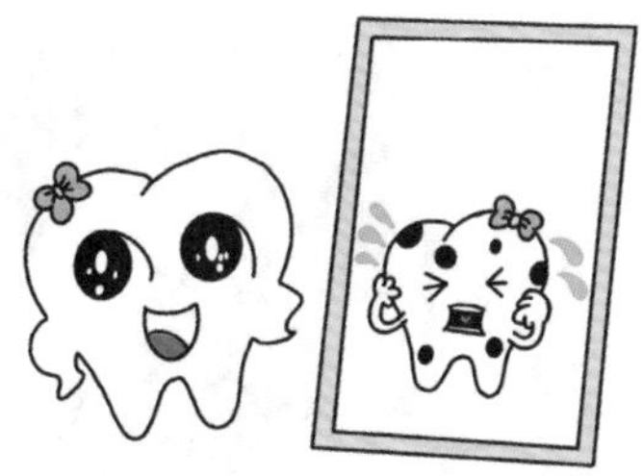

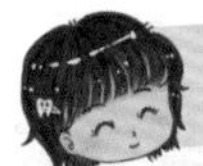

温馨提示

1. 如果您也遇到以上情况，请尽快前往正规的口腔医疗机构进行口腔检查和治疗。
2. 小美牙齿上的黑点是浅龋，浅龋是指局限于牙釉质或牙骨质的龋，一般无自觉症状，仅在检查时发现局部有颜色改变。由致龋性食物（特别是蔗糖和精制碳水化合物）长时间紧附于牙面侵蚀牙齿而成。
3. 危害　浅龋长时间不治疗有可能发展为深龋，从而继发根尖周炎、牙周疾病，严重时可造成牙齿丧失。
4. 预防

（1）定期检查自己的牙齿表面有没有小黑线、小黑点，做到早发现、早治疗。

（2）早中晚进行刷牙，晚上刷完牙后不要进食，如需进食，进食后需重新刷牙。

六　午夜“奇”声——睡眠磨牙症

小彤今年8岁，放暑假的时候到姨妈家里玩。可是没住几天，就哭嚷着说要回家，以后再也不来姨妈家玩了。这可把姨妈着急坏了，经过慢慢询问，小彤才说，她每天晚上跟表姐一起睡，半夜总能听到“咯吱”的声音从表姐嘴里发出来，这可把小彤吓得不轻。听到这件事后姨妈开始晚上观察小彤表姐睡觉的情况，发现她女儿有磨牙的现象，原来是磨牙的声音把小彤吓着了。于是她带着女儿去口腔医院检查了。

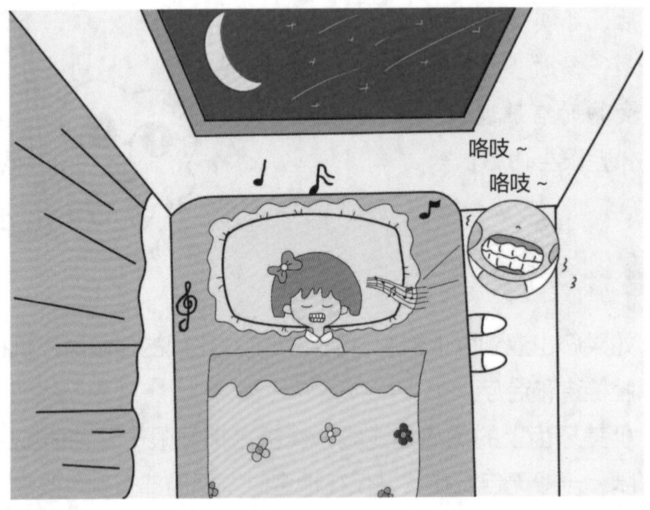

温馨提示

1. 如果您也遇到以上情况，请尽快前往正规的口腔医疗机构进行口腔检查和治疗。
2. 睡眠磨牙症又称夜磨牙症，是在非进食情况下发生的不自主的咀嚼运动，多在夜间睡眠中发生。
3. 危害　因无食物缓冲、缺乏唾液润滑，而且往往用力过大、速度快，会导致明显的牙齿磨损。严重时患者会出现冷热酸甜牙本质过敏症状，甚至有自发性牙痛等。
4. 预防

   （1）避免精神过度紧张、缓解日常情绪压力。

   （2）消除异常咬合刺激如牙齿排列不齐等，建立稳定的咬合关系。

七　补钙的误区——牙齿磨损

张爷爷今年70岁了，和年轻人一样，他没事的时候喜欢上网冲浪。这几天小明回家，总是看到爷爷在吃软骨，就好奇地问爷爷："您吃这个做什么呀？"爷爷笑着说："这你就不知道了吧，我在网上看到吃这个可以补钙，增强体质，还可以使我的牙齿更结实。”话音刚落，爷爷突然“哎呀”叫起来，说：“我的牙好酸啊，使不上劲了。”小明马上带着爷爷上医院。

医生检查后说：“牙齿随着年龄增长本身出现磨耗，这段时间有没有吃一些比较硬的东西？”小明就把爷爷给他说的情况转述给医生，医生说：“这样是不对的，吃软骨不仅不能补钙，还会加速牙齿的磨损。爷爷出现的牙齿酸痛、吃东西不得劲等症状就是这样造成的。”

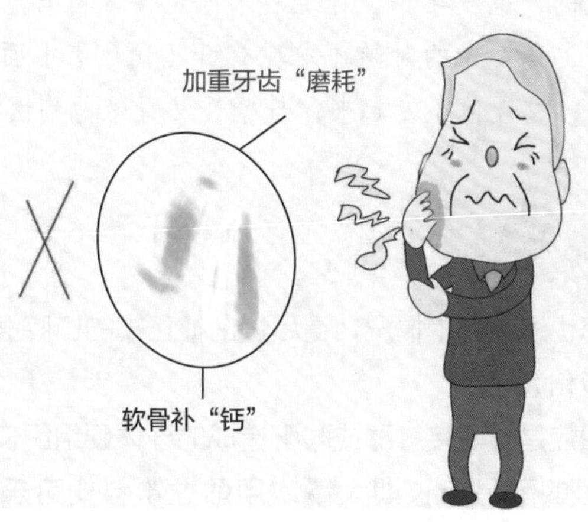

温馨提示

1. 如果您也遇到以上情况，请尽快前往正规的口腔医疗机构进行口腔检查和治疗。
2. 牙齿磨损是指高强度、反复的机械摩擦造成的牙体硬组织的快速丧失。
3. 危害　长时间啃咬硬物会造成牙齿不同程度的磨损，牙齿最外层的牙釉质被磨掉之后，就会出现牙齿对冷热酸甜敏感不适，甚至出现牙髓和根尖周疾病。时间久了还会引起关节问题。
4. 预防　在日常饮食中，尽量少吃过于坚硬的食物，遵医嘱科学补钙。

八 "可乐牙"不可乐——牙酸蚀症

小明今年读初三，父母一直希望他能够考个好高中，所以他每天都很努力地学习，晚上要学习到很晚，因为太疲惫了，小明经常不刷牙倒头就睡。唯一能让他减压的方法就是喝碳酸饮料，他还告诉父母，这个是他唯一的快乐源泉。父母心想只要他能快乐减压就行，所以也没过多干预。

慢慢地，小明觉得自己的牙齿遇到冷热刺激时感觉不舒服，最初他以为是课业压力大造成的，也没在意。可是后来他觉得牙齿有点不对劲了，不仅对冷热刺激有反应，照镜子的时候还发现有好几颗牙齿上面坑坑洼洼的，都有不同程度的缺损，这让他不安起来，赶紧让父母带他到医院检查。

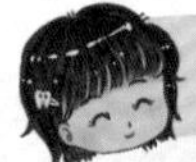

温馨提示

1. 如果您也遇到以上情况，请尽快前往正规的口腔医疗机构进行口腔检查和治疗。
2. 牙酸蚀症是长期接触酸或酸酐造成的牙体硬组织丧失的疾病。本故事里的酸是指长期大量饮用酸性饮料如可乐、果汁、醋、酒等。
3. 危害　当牙齿出现酸蚀症而不及时处理，可能诱发牙髓炎，甚至牙体折断。
4. 预防
   （1）减少酸性饮料的摄入。
   （2）在进饮酸性饮料后要立即用清水漱口，避免立即刷牙，否则会加速牙齿硬组织的丧失。

九 病态美——牙酸蚀症

小丽今年28岁，日常生活中同大部分年轻人一样喜欢打卡各种美食餐厅享受美食。但她平时很注重自己的形象，两年前，小丽发觉自己的体重在不断增长，她在选择美食和控制体重之间感觉很苦恼。一天，她看到一篇减肥帖，帖子里有位博主分享了自己的减肥经历，就是吃饭后在食物还未完全消化吸收前再将食物吐出来，这样在享受美食的同时也不会让自己长胖。她觉得这个方法挺好，于是试了这种方法。

近段时间来，小丽发现自己的牙齿出现酸痛、发涩、发黏的感觉，她便来寻求医生的帮助。医生对她的牙齿进行检查并详细询问病史后，告诉她进食后呕吐的习惯让她的牙齿受损了，因为呕吐物含有大量的胃酸，胃酸可腐蚀牙齿，才会出现以上症状。小丽回想自己的做的傻事，后悔极了。

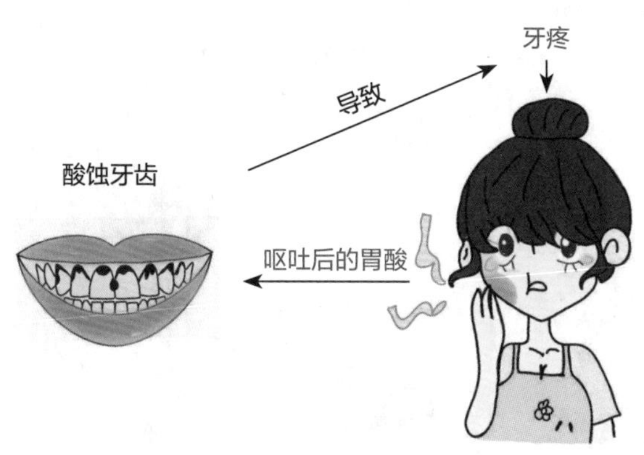

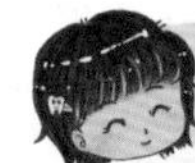

温馨提示

1. 如果您也遇到以上情况，请尽快前往正规的口腔医疗机构进行口腔检查和治疗。
2. 牙酸蚀症是长期接触酸或酸酐造成的牙体硬组织丧失的疾病。本故事里的酸是指各种原因引起的胃液反流。
3. 危害　当牙齿出现酸蚀症而不及时处理，可能诱发牙髓炎，甚至牙体折断。
4. 预防

   （1）请选择科学正确的减肥方式。

   （2）出现胃液反流后应及时用清水漱口，避免立即刷牙，否则会加速牙齿硬组织的丧失。

十 不和谐的“交响曲”——楔状缺损

小音今年22岁了，是个痴迷于钢琴的漂亮姑娘。她总是能够把生活中的每一样东西和钢琴联系在一起，包括她洁白的牙齿。她幻想自己的牙齿是白色琴键，黑色的牙刷是可以弹奏出音乐的双手，牙膏泡泡就是快乐的旋律。所以，她每次刷牙的时候都非常用力地横着刷牙，幻想着自己弹奏着贝多芬的《命运交响曲》，每天乐此不疲。

可是最近几天她刷牙时她感觉牙齿酸酸的，照镜子时发现自己有好几颗牙齿在牙齿和牙龈相邻接的地方都缺了一小块。这把她吓坏了，赶紧往医院跑。

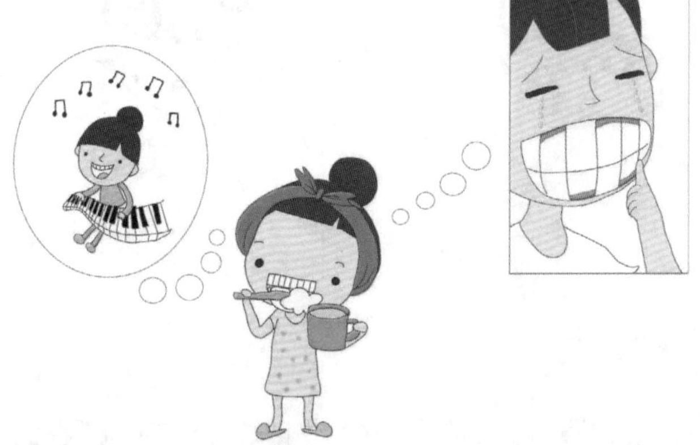

温馨提示

1. 如果您也遇到以上情况，请尽快前往正规的口腔医疗机构进行口腔检查和治疗。
2. 楔状缺损是指发生在牙齿唇、颊面颈部的慢性硬组织缺损，典型的缺损由两个夹面组成，口大底小，呈楔形。在日常生活中，由刷牙方式不当如横刷牙、刷牙用力过大等造成。
3. 危害　楔状缺损可造成牙齿敏感、牙髓炎甚至牙齿横折等。
4. 预防

（1）日常刷牙时我们可以采用中软毛、小头的牙刷，颗粒小的牙膏。

（2）建议采用水平颤动拂刷法刷牙，避免横刷和用力刷牙。

十一 假牙的“杀手”——根面龋

张婆婆今年65岁，因常年口腔卫生不洁导致了口腔内一些牙齿的缺失，让她吃饭咀嚼受到了影响。张婆婆的孙女很孝顺，带着她到口腔医疗机构镶了一副活动假牙，让婆婆能更好地吃饭。

依照医护人员的指导，张婆婆对于假牙的护理很到位，每顿饭后都取下来清洗，睡前也是严格遵医嘱把假牙泡在冷清水中。一天饭后，孙女询问张婆婆假牙使用的情况，张婆婆笑着说：“假牙很好用，但是真牙不得劲。”说着她把假牙取下来给孙女看口内的真牙，孙女发现有几颗牙齿靠近牙龈的地方变黑了，于是她又带张婆婆去寻求医生的帮助。

医生问：“您戴假牙后认真刷了自己的牙吗？”张婆婆诧异地说：“不是只告诉我怎么刷假牙吗？还要刷自己的牙呀？”医生告诉他们说：“佩戴活动假牙后，假牙和真牙都要认真刷，以防假牙‘杀手’根面龋的出现。根面龋治疗后，假牙得重新调改或制作了。”

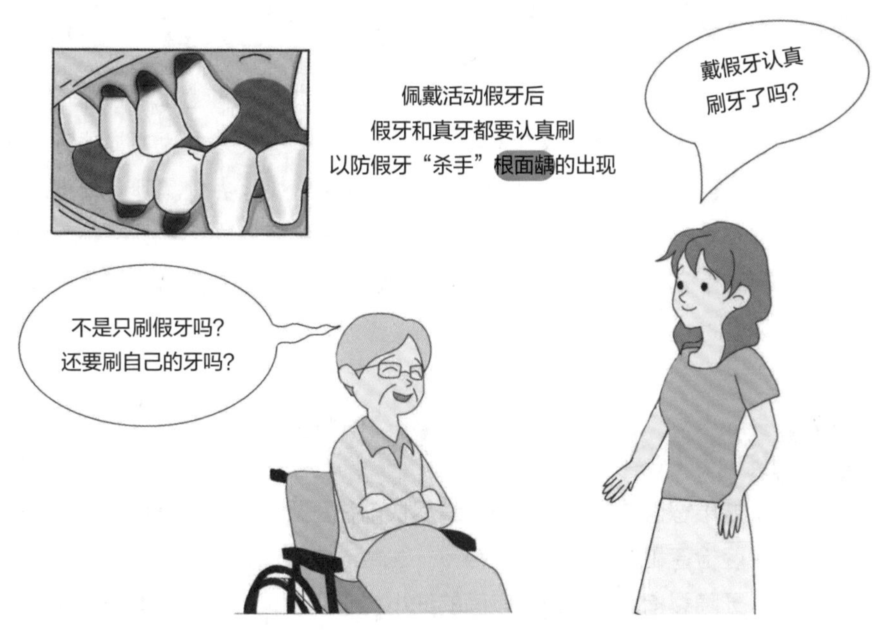

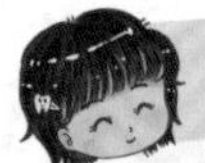

1. 如果您也遇到以上情况，请尽快前往正规的口腔医疗机构进行检查和治疗。
2. 根面龋是在牙齿根部牙骨质发生的龋病损害，常发生于牙根的颊面和舌面。
3. 危害　根面龋若不及时治疗，继续发展，可能引起牙髓炎；严重的根面龋可导致牙齿折断或脱落。
4. 预防

（1）义齿佩戴后要做好余留牙的维护，勤刷牙、勤漱口。

（2）使用牙线、间隙刷、水牙线，减少或消除牙菌斑对牙骨质的刺激。

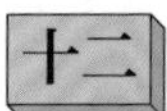

十二　"隐隐"的痛——牙隐裂

小张是一个帅气的小伙，不仅长得帅，还喜欢做一些能让自己帅气加分的事情。用牙齿开啤酒瓶、咬硬核桃、和朋友比赛吃硬牛肉的事情他可没少做。他觉得自己正值青春，这些事情就可以肆无忌惮地去做。可是渐渐地他发现自己的大牙咬东西不得劲，碰到某一点会特别痛。这让他觉得不对，于是赶紧去医院检查。检查结果把他吓了一跳，医生告诉他，他的好几颗牙齿上都有裂纹了。

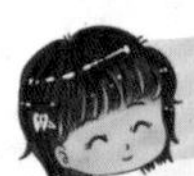

1. 如果您也遇到以上情况，请尽快前往正规的口腔医疗机构进行口腔检查和治疗。
2. 牙隐裂指发生在牙冠表面的细小、不易发现的、非生理性的细小裂纹。可由牙齿结构的内因和过大的咀嚼力等外因引起。
3. 危害　出现牙隐裂，如不及时治疗，随着裂纹的加深，可累及牙髓发生牙髓炎，甚至导致牙体的折裂。

4. 预防

（1）定期口腔检查，及时预防。

（2）若发现过锐、过陡的牙尖要进行调磨。

（3）养成良好饮食习惯，尽量避免咬质地硬的食物。

十三 咬裂的牙齿——牙根纵裂

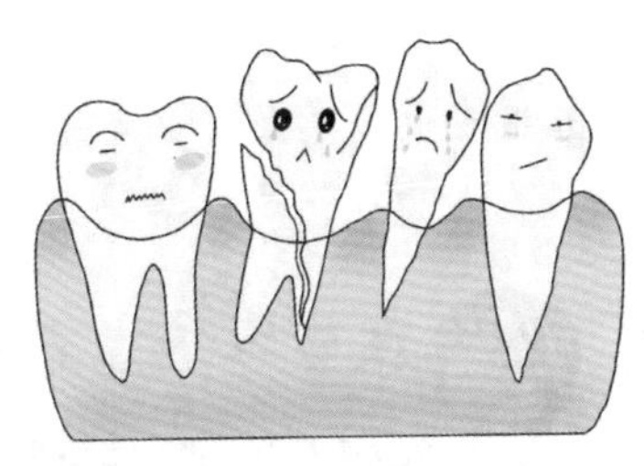

小明是一位正值壮年的程序员，每天工作非常繁重，熬夜加班是常事。他喜欢在工作时吃零食减压，有时累极了没有洗漱趴在电脑前就睡着了。

去年年初有一天晚上他的一颗牙患了急性牙髓炎，根管治疗后，医生告诉他观察一周后还需要做牙冠修复。他想着反正牙不疼了，等不忙的时候再去做吧。

渐渐地他把做牙冠的事情忘了。直至最近，他不小心咬了一块鸡骨头，之后只要一咬东西就感觉痛，他赶紧去口腔医院就诊，医生检查后告诉他那颗牙已经发生了纵裂，保留价值不大，需要拔除，这时他才后悔莫及。

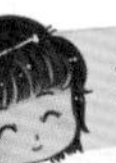

温馨提示

1. 如果您也遇到以上情况，您需要尽快前往正规的口腔医疗机构进行口腔检查和治疗。
2. 牙根纵裂是指牙根发生了纵向裂开。
3. 危害　轻者需要截除患根，重者需要拔除患牙。
4. 预防　根管治疗后及时进行冠修复。

十四 专业的人干专业的事——树脂贴面

小丽牙齿颜色有点偏灰，所以她从不敢在人前大笑，医生说这是四环素牙。前段时间小丽变得很奇怪，有事没事就会放肆大笑，像在炫耀着什么，直到朋友看见她一口靓丽夺目的牙齿，就像刚粉刷后的墙壁一样，太白净了。朋友们都很好奇她的牙齿怎么一夜之间就变得这么白了。小丽自豪地指着自己的牙齿说："我这是在美容院做的，当天做完就戴上了，是不是很漂亮呀？"

几个月过后，朋友们再次见到小丽时，发现她失去了璀璨夺目的笑容，戴着一个大口罩。朋友便问她发生了什么事情，小丽垂头丧气地说道："我的牙龈发炎了，肿痛难忍，也不能好好地吃饭了。"朋友陪她去正规的口腔医院做了个详细的检查，医生告诉她："你这种是直接在牙齿上盖了一层树脂的做法是不规范的，可能导致牙龈肿痛，引发牙龈炎。"小丽十分懊恼，在医生的帮助下重新做了修复，恢复了自信美丽的笑容。

温馨提示

1. 如果您有牙齿美白的需求，请前往正规的口腔医疗机构进行口腔检查和治疗。
2. 树脂贴面是牙齿修复的方式之一，采用黏接技术，在少磨牙的情况下，将树脂材料黏接覆盖于牙齿表面，遮住牙齿本身的颜色。
3. 危害　美容师不是美容医师，不正规的树脂贴面修复可能引起牙龈肿胀、出血。
4. 预防　贴面修复请前往正规的口腔医疗机构进行。

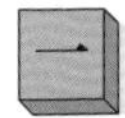

第三章　牙痛

一　牙齿上的"黑洞"——龋齿

小明的爸爸是个吃客，但最近吃啥都不香了，还总说牙不舒服。一天全家在吃火锅，小明爸爸说："我吃菜感觉使不上力，右边牙还痛，是不是太辣了"。于是小明递给他一个冰激凌，想用冷缓一缓。结果他吃了一口冰激凌，捂着脸说更难受了。小明让爸爸张开嘴，结果惊讶地发现爸爸的牙齿上有一个黑色的"大洞"。

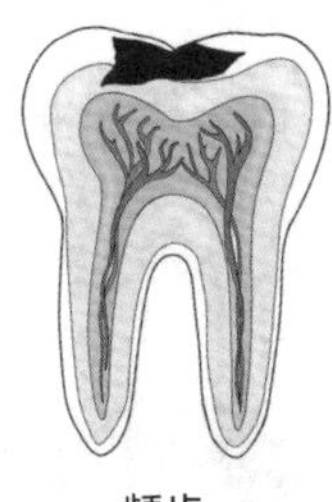
龋齿

第二天，他们来到医院。小明爸爸告诉医生："吃冷的、热的、酸的、甜的都十分敏感，昨天照着镜子看了看右边的牙上还有一个黑色的洞。"医生检查结束后，医生说小明爸爸是患龋齿了，若任由这个"蛀虫"发展，牙里面的牙髓也会被感染了。

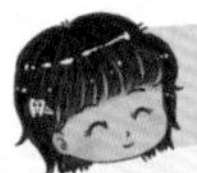
温馨提示

1. 如果您也遇到以上情况，请尽快前往正规的口腔医疗机构进行口腔检查和治疗。
2. 龋齿是以细菌为主的多种因素影响下，牙体硬组织发生慢性进行性破坏的疾病。
3. 危害　龋病患者早期一般无自觉症状，中期以后会出现对冷、热、酸、甜敏感的现象，若不积极治疗龋洞会越来越大，还可引发牙髓炎、根尖周炎等疾病，最终可能导致牙齿丧失。
4. 预防　正确刷牙，勤用牙线，定期检查，远离蛀牙。

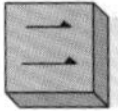

二　牙痛不是病，痛起来要人命——急性牙髓炎

小明的姥爷是位退休干部，平时身体十分硬朗，但最近却被牙痛缠上了身。晚上因为牙痛都无法入眠，深夜他在家人的陪同下一起来到医院就诊。医生问："您是哪里不舒服呢？"姥爷面露难色地说他右边一排的牙齿都在痛，整个右边脸都痛得难以忍受了！

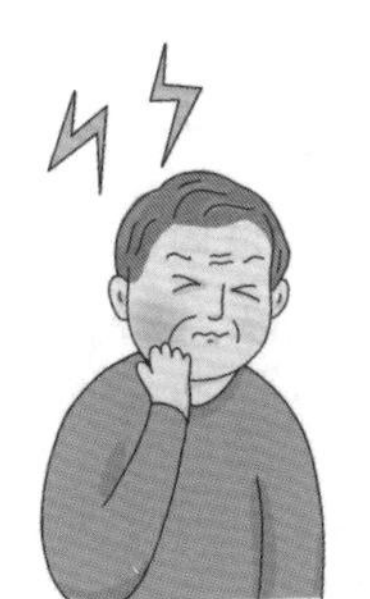
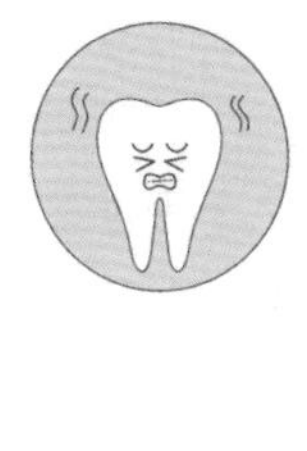
急性牙髓炎

医生问他具体是哪颗牙齿痛。姥爷摇摇头并不知道，只认为是右边牙齿疼痛剧烈，弄得他这边的脸也痛，头也痛。医生问他之前出现过这些症状吗？姥爷说之前也痛过，但是没这次这么剧烈，去医院检查后让他补牙，但是他没当回事，以为服用消炎药和止痛药就可以了，这次痛得睡不着，就来看急诊了。

经过口内检查，结合姥爷描述的症状和影像检查结果，医生告诉他由于长期的龋坏没有及时处理，现在炎症侵入到牙髓引发急性牙髓炎，需要做根管治疗。

温馨提示

1. 如果您也遇到以上情况，请尽快前往正规的口腔医疗机构进行口腔检查和治疗。
2. 急性牙髓炎主要是由细菌感染引起牙髓组织的急性炎症。
3. 危害　急性牙髓炎属于不可复性牙髓炎的一种，临床表现为发病急，疼痛剧烈，一般镇痛药物效果不明显，若不及时治疗可以转变为牙髓坏死、根尖周炎，最终可引起牙槽骨炎症和吸收。
4. 预防　保持良好的口腔卫生习惯，定期做口腔检查，早发现、早治疗龋齿。

三　冷水是“止痛”的良药吗——慢性牙髓炎

小明的爸爸吃冷、热的食物时牙齿会隐隐作痛，虽然疼痛感不是很剧烈，但是牙齿还是不舒服。于是第二天他和小明一起去了医院。

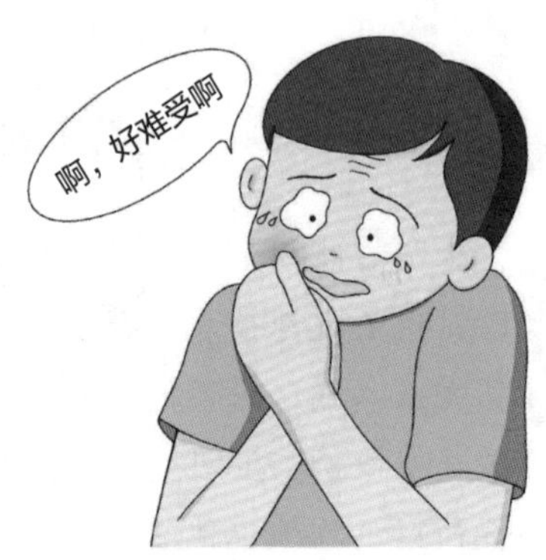

慢性牙髓炎

小明爸爸说：“上次因为龋齿来看过右边的烂牙齿，但因为工作忙没有对患牙处理，结果前几天牙齿越来越敏感，以前是隐痛，最近疼痛感逐渐增强，昨天晚上更是痛得不行。”医生问：“有过缓解的情况吗？”小明爸爸说：“昨天晚上含一口冷水就能缓解不少，小明妈妈专门给我熬的热粥不能碰，一喝热的就会痛。”

结合影像学检查，他被诊断为牙髓炎。医生告诉他们：“龋齿的炎症继续破坏牙体组织，逐步发展为牙髓炎。冷水在急性期可以暂缓疼痛症状，但不能起到治疗作用，需要做根管治疗。”

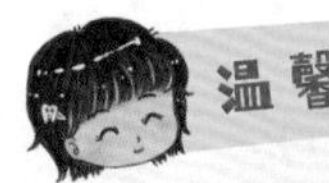

1. 如果您也遇到以上情况，请尽快前往正规的口腔医疗机构进行口腔检查和治疗。
2. 牙髓炎　由细菌感染引起牙髓组织的炎症性病变。
3. 危害　慢性牙髓炎是最常见的牙髓炎，一般不发生剧烈的自发疼痛，有时可出现阵发性隐痛或钝痛，可有长期冷热刺激痛。若不及时治疗可发展为根尖周炎，引起牙槽骨炎症和吸收。
4. 预防　积极治疗诱发牙髓炎的各种疾病，有助于预防牙髓炎的发生。

四　牙龈上反复出现的“包”——根尖周炎

小明爸爸吃东西时总觉得右边牙齿使不上力，咬稍微硬点的食物就隐隐作痛，对着镜子自己检查，发现右边大牙的牙龈上鼓了个“包”，轻轻一压还有脓液流出，他赶紧来到医院。

小明爸爸说：“我右边这个牙以前痛过好几次，喝冷水、热水都会隐隐作痛，但是吃了几片消炎药就不再痛了。牙齿不再痛了，我就以为这个病好了，结果又长了一个脓包。”

医生检查结束后告诉小明爸爸他的牙痛和脓包都是慢性根尖周炎引起的，由于龋齿长期未治疗，细菌侵入了牙髓，现在已经到达了根尖部，引起了根尖的炎症，只有尝试采取根管治疗来保住患牙了。

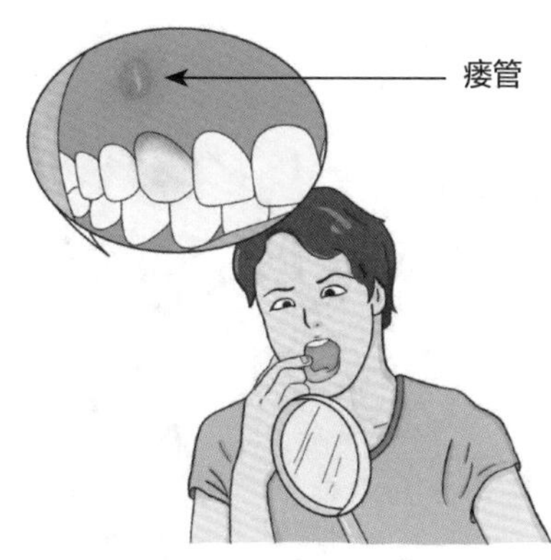

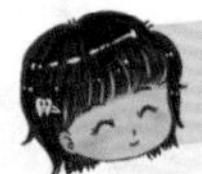

温馨提示

1. 如果您也遇到以上情况，请尽快前往正规的口腔医疗机构进行口腔检查和治疗。
2. 根尖周炎是指发生于牙齿根尖周围组织的炎症性疾病，又称根尖周病。
3. 危害　急性根尖周炎主要表现为自发痛、咬合痛，根尖部牙龈肿胀，甚至可伴随发热、乏力等全身症状。慢性根尖周炎一般无明显的自觉症状，当咀嚼食物时会有不适感，牙龈上也可反复出现脓包。
4. 预防　积极治疗龋齿，保持良好的口腔卫生，定期做好口腔检查，预防口腔疾病。

五　隐隐作痛的"碰瓷牙"——牙隐裂

小明妈妈最近牙齿不能咬硬物，她左上的大牙一咬东西就疼，喝冷、热水都会有酸痛的感觉，于是他们一家来到医院。

医生问小明妈妈什么时候开始痛的。小明妈妈想起说有一次吃胡豆，咬胡豆时感觉顶了下牙齿然后剧烈疼痛，但后来也就没管了。现在她可以正常吃东西，但左边的牙齿不能使劲咬东西。医生让她用左边的牙齿咬棉签，痛就告诉他。之后医生还给小明妈妈做了一个牙齿温度测试。小明妈妈一脸痛苦地说这个冷的刺激一碰到牙齿，她就疼的不行。医生检查后，结合她的描述初步判断她的牙可能有隐裂。

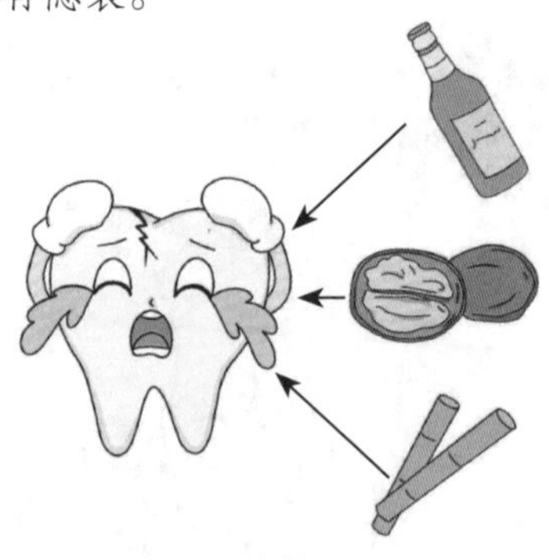

牙隐裂

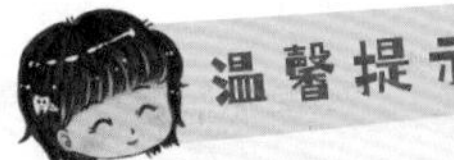

1. 如果您也遇到以上情况，请尽快前往正规的口腔医疗机构进行口腔检查和治疗。
2. 牙隐裂指发生在牙冠表面的细小、不易发现的、非生理性的细小裂纹。可由牙齿结构的内因和过大的咀嚼力等外因引起。
3. 危害　出现牙隐裂，如不及时治疗，随着裂纹的加深，可累及牙髓发生牙髓炎，甚至导致牙体的折裂。
4. 预防

（1）定期口腔检查，及时预防。

（2）若发现过锐、过陡的牙尖要进行调磨。

（3）养成良好饮食习惯，尽量避免咬质地硬的食物。

六　小哈欠，大问题——颞下颌关节紊乱病

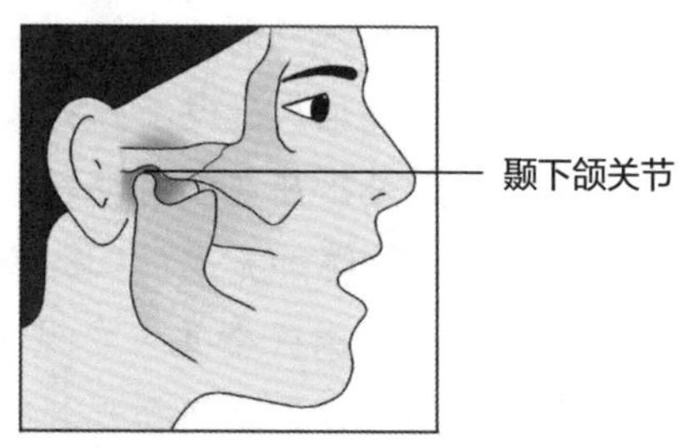

小明爸爸早上起床时打了个哈欠，就合不拢嘴了，他想起来前几日自己因为牙龈上的“包”去看牙医时说有异常及时就医，就赶紧来到了医院。

小明爸爸告诉医生吃甘蔗时就能听到骨头咔咔地响，最近两天起床打个哈欠就感觉耳朵前面痛，如果是咀嚼硬一点的东西疼痛感就会加剧。医生让小明爸爸张闭口检查，小明爸爸无奈地说嘴稍微张大一点都不行，感觉就是卡住了。医生看过他的影像检查后结合他的情况告诉他患了颞下颌关节紊乱病。

温馨提示

1. 如果您也遇到以上情况，请尽快前往正规的口腔医疗机构进行口腔检查和治疗。

2. 颞下颌关节紊乱病不是单一的一种疾病，而是一类病因尚未完全清楚，有共同发病因素和临床主要症状的一组疾病的总称。颞下颌关节紊乱病的病因较多，可能与精神紧张、心理压力过大等心理社会因素，创伤、免疫、解剖等因素有关。

3. 危害　可引起髁突的吸收，影响下颌骨的发育。

4. 预防　勿咀嚼过硬的食物、偏侧咀嚼等，睡眠时避免侧卧或俯卧位，保护好关节，保持愉悦的心情。

七 说不清楚哪里痛——三叉神经痛

小明外婆今年56岁，最近总是觉得自己时不时"牙齿痛"，一发作就是剧痛难忍，吃了好几天消炎药都不见好转，最终决定到医院请医生看看。

外婆向医生询问看看她左边的牙齿是怎么回事，这几天她在家痛得受不了。医生请她描述疼痛的情况。外婆说她左边的牙齿时不时就会痛，具体也不知道是哪一颗，一痛起来半边脸都在痛，就像刀在割一样，过一会儿又不痛了。一天这样反反复复要痛好多次，她觉得可能是牙齿发炎，就吃了好几天消炎药，但是疼痛并没有变轻，反而痛得越来越频繁了，有时候感觉半边脸都在抽搐。外婆补充道："牙齿主要还是在白天痛。"

经过口内检查医生并未发现有异常的牙齿。医生告诉她："根据口内检查，结合您的描述，我们初步判断您的牙齿没有问题，您的疼痛不是牙齿引起的，建议您到口腔外科或者神经内科进行专科检查，是否是三叉神经痛。"

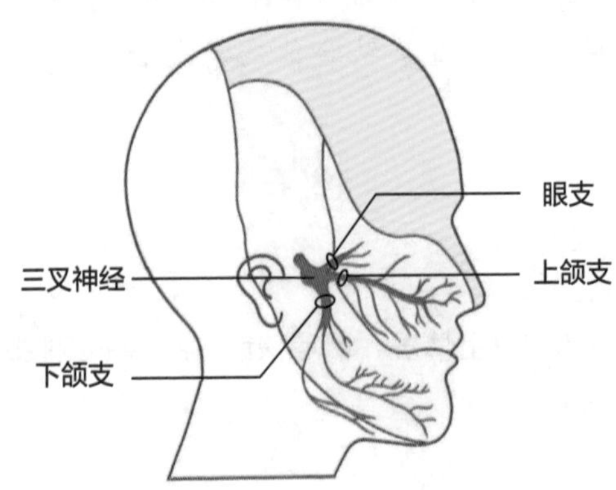

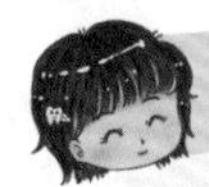

1. 如果您也遇到以上情况，请尽快前往正规的口腔医疗机构进行口腔检查和治疗。
2. 三叉神经痛是指在三叉神经分布区域内出现阵发性、针刺样、电击样剧烈疼痛，历时数秒至数分钟；疼痛呈周期性发作，间歇期无症状，任何刺激口腔颌面部的触发点均可引起疼痛。常发生于中老年人，女性多见，多数为单侧。
3. 危害

（1）疼痛发作时影响日常生活。

（2）影响人的心理，出现焦虑、情绪低落等。

4. 预防

（1）以清淡饮食为主。

（2）养成良好的生活习惯。

（3）保持精神愉快，避免精神刺激。

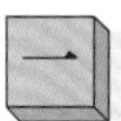

第四章　牙外伤

一　牙牙历险记——牙冠折

铃铃铃……下课铃响起了，同学们都争先恐后地往教室外跑去。这时航航和怀里抱着足球的小强迎面撞了个满怀。这时航航双手捂着嘴哭着说：“哎呀，我的嘴好痛。”周围的同学们赶紧凑上去关心航航。小强听后也赶紧问道：“航航，你撞到哪里了？”航航挪开双手，往嘴唇方向指了指，小强顺着航航手指的方向看了看，大喊道：“航航，你的牙断了一块呀。”在教室门边的同学发现了航航断掉的一半牙齿说：“在这儿呢，航航断掉的牙齿在这里，我马上告诉老师去。”

原来，航航在奔跑的时候不小心撞到了小强抱着的足球上，把牙撞断了一块。遇到类似情况，我们该怎么做呢？

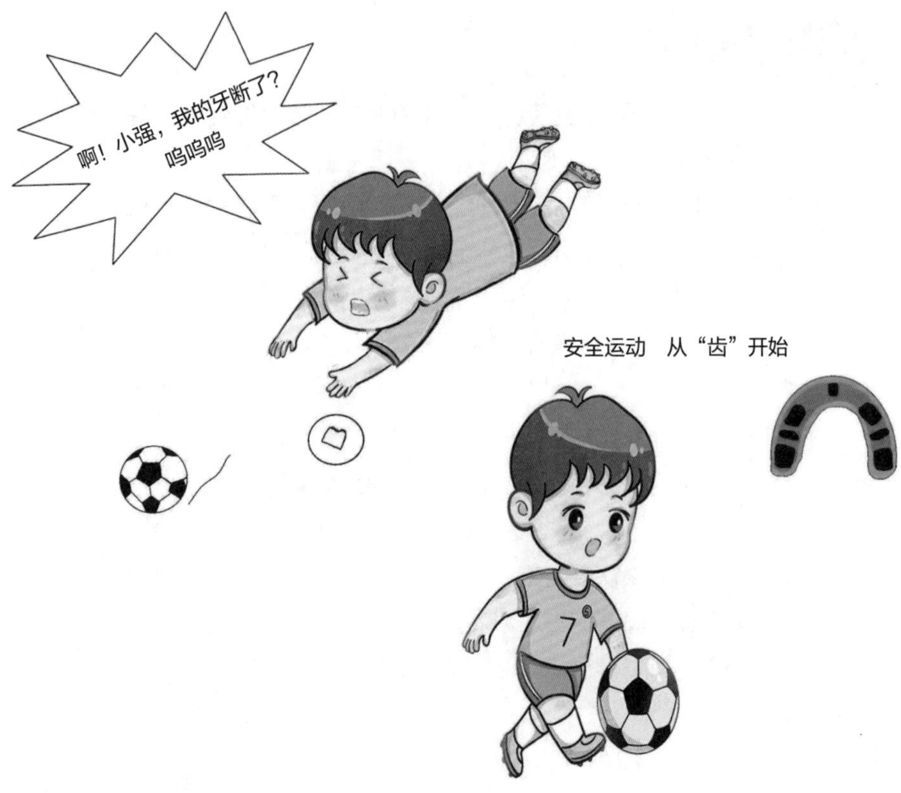

温馨提示

1. 如果您也遇到以上情况，请尽快前往正规的口腔医疗机构进行口腔检查和治疗。
2. 以上情况是发生了牙冠折，牙冠折是指牙齿受到急剧创伤，特别是打击或撞击所造成的牙体硬组织折断。多见于上前牙，常伴有牙周支持组织和牙髓的损伤。如发生牙齿折断后，可以保留断裂的牙折片，及时就诊。
3. 危害　发生牙冠折对儿童的咀嚼功能、咬合关系、美观以及生长发育都会产生不良影响。
4. 预防　家长应该在日常生活中尽量避免孩子发生牙外伤，儿童也应该有预防牙外伤的意识。在参加体育活动或户外运动时，可佩戴运动防护牙托，以减少牙齿受伤的风险。

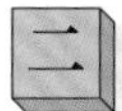

二 牙牙历险记——牙冠根折

哨蟹一时爽，牙齿竟然掉了？

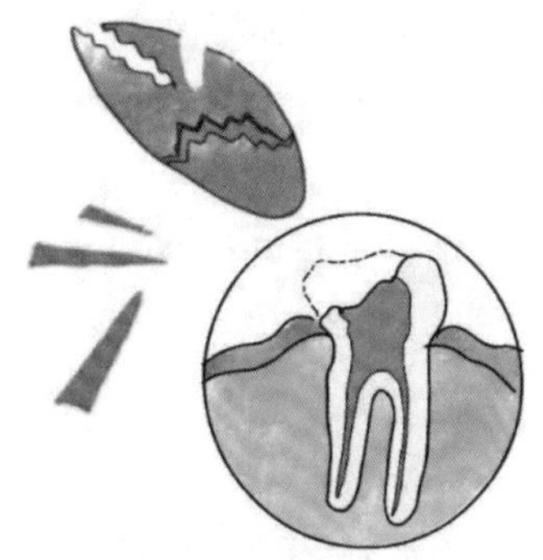

放暑假了，小东一家到住在海边的爷爷家度过假期。每年这个时候，都是小东一家最盼望和最开心的时刻，因为小东喜欢到海边玩水，爸爸妈妈非常喜欢吃海鲜。就在快要回家的前几天，小东一家想趁回家前再去大快朵颐一番。没想到，小东爸爸刚咬了几只大蟹脚，突然，一阵剧痛，他的右上第一颗大牙齿就再也无法咬任何东西了。小东妈妈赶紧放下手中的筷子，用手电筒看了看小东爸爸手指着的右上第一颗大牙齿，小东也好奇地探头去看爸爸牙齿。这才发现爸爸那颗牙从中间斜行裂开，少了很大一块，只剩下不到一半的牙齿。

小东看爸爸痛苦地捂着脸，心疼地问道："爸爸，是不是很疼啊？妈妈，咱们快陪爸爸去医院看看吧。"

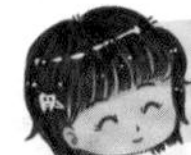

温馨提示

1. 如果您也遇到以上情况，请尽快前往正规的口腔医疗机构进行口腔检查和治疗。
2. 这种情况可能是发生了牙冠根折，是由于外力直接撞击，上下牙间接相撞、咀嚼咬到沙石、碎骨等硬物造成。
3. 危害　冠根折以斜行冠根折多见。常伴有牙周支持组织和牙髓的损伤。牙齿受外力折断，多数会出现牙齿酸软、疼痛等症状，可造成牙本质折断或牙髓暴露。一旦发生牙外伤，对咀嚼功能、咬合关系、美观以及生长发育都会产生不良影响。
4. 预防　在日常生活中应该尽量避免啃食过于坚硬的食品及物品，如：坚硬的骨头、瓶盖等，以减少牙齿受伤的风险。

三 牙牙历险记——牙不完全脱位

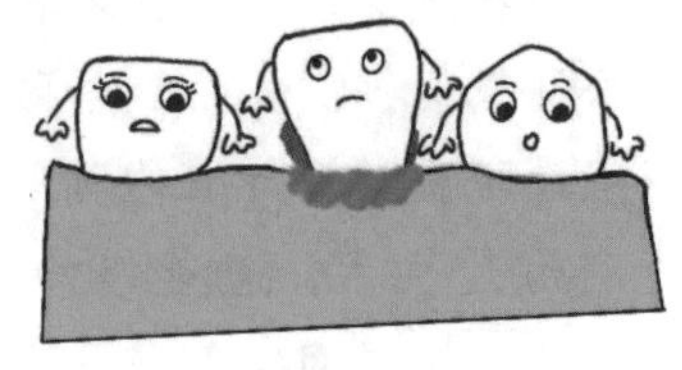

小晨最近总喜欢把各种东西放嘴里咬着玩。晚饭后，妈妈在厨房忙碌着，小晨独自在客厅玩着爸爸刚买给他的钢铁侠。玩着玩着小晨又将钢铁侠放进了嘴里啃咬起来。这时，在厨房忙碌的妈妈突然听到小晨叫道："哎哟，好痛！"妈妈赶紧从厨房里走出来查看，发现小晨右手拿着玩具，左手正在摸着自己的牙齿。

"发生什么事了？"妈妈问道。小晨哭着说："妈妈，我咬钢铁侠的手，把牙齿咬松了！"妈妈走近查看小晨的牙齿，发现小晨的门牙牙龈有些流血，牙齿也向右歪斜着。妈妈赶紧擦擦手轻轻摸了一下小晨的牙齿发现有明显的松动，遇到这种情况我们应该怎么做呢？

温馨提示

1. 如果您也遇到以上情况，请尽快前往正规的口腔医疗机构进行口腔检查和治疗。
2. 以上情况可能发生了牙不完全脱位，即牙受外力作用而脱离牙槽窝，由于受外力的大小与方向不同，牙脱位的表现与程度不一，轻者偏离移位，称为不全脱位。
3. 危害　发生牙不完全脱位时，患牙常有疼痛、松动和移位，并因患牙伸长而出现咬合障碍，可能会发生各种并发症，如牙髓坏死、牙髓腔变窄或消失、牙根外吸收等情况。
4. 预防　建议在正规口腔医疗机构进行合理的治疗，保证预后。加强口腔保健知识学习，切勿让儿童养成啃咬物品的不良习惯。

四 牙牙历险记——牙完全脱位

豆豆和轩轩是好朋友。两人约好一起去公园玩儿，豆豆说："咱俩来个自行车比赛，从A点到B点，先到B点的为获胜者。"比赛开始，两人争先恐后向终点骑去，这时，豆豆的自行车轧到一快尖锐的石头，自行车偏移倒下，豆豆摔倒了，大门牙磕到地上，也跟着飞了出来！轩轩看到豆豆摔倒趴在地上，赶紧将豆豆扶起后，叫来父母，见此场景，大家都慌了阵脚。

温馨提示

1. 如果您也遇到以上情况，请尽快前往正规的口腔医疗机构进行口腔检查和治疗。
2. 以上情况可能发生了牙脱位，牙脱位是指牙齿受到外力作用后不完全或完全脱离牙槽窝。
3. 危害　外伤导致牙脱位常伴有牙齿支持骨组织和牙龈黏膜组织的损伤，造成牙齿缺失，如处理不当可导致牙齿排列不齐，影响患儿的发音、美观，还会对患儿心理造成不良影响。
4. 预防

（1）加强安全意识教育，避免追逐打闹。

（2）运动时可佩戴运动防护牙托，摔倒时用手保护头部。

（3）儿童要了解牙外伤的知识，提高自我救助能力。

（4）牙齿前凸的孩子，发生牙外伤的概率增加，可在适当的时候进行矫正。

五　牙牙历险记——冠折露髓

今天是周末，阳光暖暖的，强强和东东约好到公园玩。强强和东东都特别喜欢公园的滑滑梯。刚到公园，强强和东东便向滑滑梯跑去，一前一后准备从滑梯上往下滑。强强领先东东先往下滑，不想落后的东东也紧接在强强后面往下滑。

先到达终点的强强并不知道东东紧随其后，便没有立即起立离开滑梯。不料，这时东东也到达了终点，东东的双脚刚好踢到了翻过身正想站起来的强强。回过神的强强捂着嘴大哭起来，东东见状也吓得赶紧上前查看强强有没有受伤。只见，强强的上嘴唇肿起来了，东东让强强抬起头想看个清楚，没想到强强的一颗大门牙也断掉了一大半，还看到断掉的牙齿里面微微透着红色。

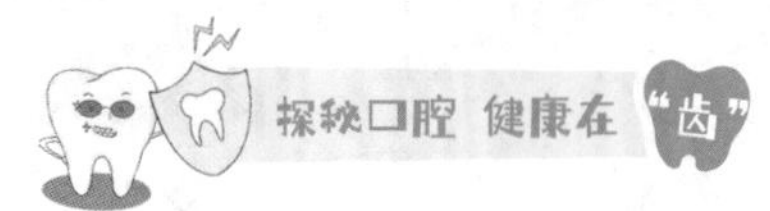

原来，东东的双脚正好踢到了强强的嘴上，由于下滑的速度太快，把还没来得及站起身的强强门牙给踢断了一大半，吓得两人赶紧回家找妈妈。遇到类似情况，我们该怎么做呢？

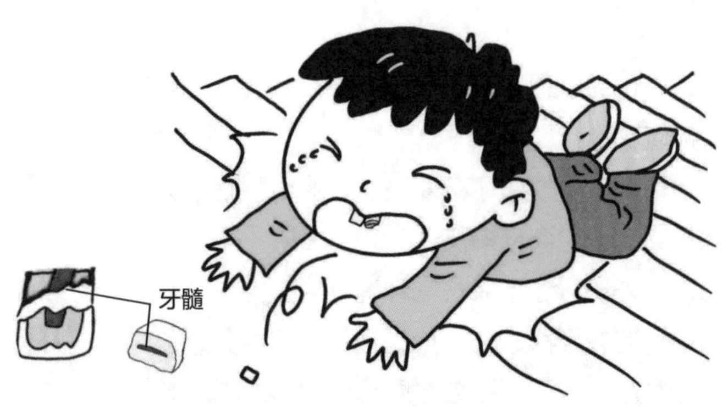

温馨提示

1. 如果您也遇到以上情况，请尽快前往正规的口腔医疗机构进行口腔检查和治疗。
2. 以上情况可能是发生了冠折露髓，外力直接撞击或因咀嚼咬到沙子、骨片等硬物致使牙体折裂缺损。
3. 危害　如发生牙冠折露髓，会出现咬合不适及牙周支持组织的损伤。由于牙髓外露，临床症状较明显，有冷热刺激痛，触痛明显，不能用舌舔牙齿，甚至影响进食。年轻恒牙外伤牙髓暴露后不及时处理可能引起感染、坏死，也可能出现牙髓组织增生等。
4. 预防　在日常生活中，孩子在参加体育活动或户外运动时，家长应做到放手不放眼，尽量避免孩子发生牙外伤，并提高儿童预防牙外伤的安全意识。如孩子发生冠折露髓，可以保留断裂的牙折片，及时就诊。

六 牙牙历险记——乳牙挫入

2岁的乐乐总喜欢在沙发间跳来跳去，玩得可开心了。妈妈叮嘱他不要再跳了，因为这样很危险。谁知妈妈的话音刚落，乐乐就摔下来了，嘴巴正好磕在了地板上。于是乐乐大哭起来，妈妈连忙把乐乐扶起来问道："乐乐，有没有哪受伤了？""妈妈，这里疼！好疼！"只见乐乐指着自己的嘴巴大哭着说道。妈妈赶紧让乐乐张嘴检查了口腔，看到两颗门牙歪斜着，一大半都磕进牙龈，牙龈流着血，还肿起来了。这下乐乐妈妈慌了神，不知道该怎么办了。

温馨提示

1. 如果您也遇到以上情况，请尽快前往正规的口腔医疗机构进行口腔检查和治疗。
2. 以上情况可能是发生了乳牙挫入，乳牙挫入又称为嵌入性牙脱位，是指牙齿在受到突然的机械外力作用下，牙齿沿牙体长轴向牙槽骨方向移动。
3. 危害 乳牙挫入会伴有牙髓和牙周组织的损伤。严重的牙齿挫入，还会伴有牙槽骨壁骨折和牙槽窝的碎裂。挫入的乳牙可能会损伤压迫恒牙牙胚，甚至造成牙胚移位，严重时即使拔除乳牙，也可能会发生继承恒牙釉质发育不全，甚至牙齿畸形或埋伏阻生。
4. 预防 乳牙牙外伤的防护，需要家长和孩子的监护人提高防护意识，低龄儿童蹒跚学步，活蹦乱跳，很乐意去探索外面世界，但自我保护的意识还没完全建立，所以低龄儿童的家长及监护人需小心谨慎，尽量避免孩子摔倒发生牙外伤。

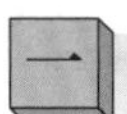第五章　牙周疾病

一　谁说青春期叛逆的只有人——青春期龈炎

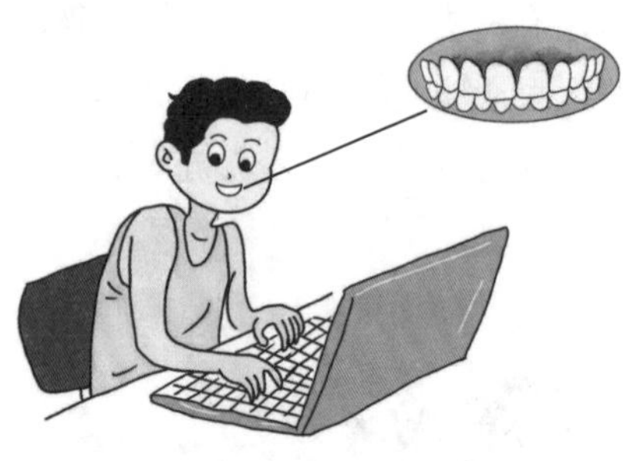

15岁的小涵整天沉迷于打电子游戏，脾气不好的爸爸恨铁不成钢，对他不是打就是骂，小涵的性格于是变得越来越暴躁了。他每天放学后都不想回家看到爸爸生气的样子，于是就经常和同学一起在外面玩游戏玩到很晚才回家，一回到家就躲进自己的房间，不洗漱就直接睡觉了。

日子在恍恍惚惚中已春去秋来，这天起床后，小涵照镜子时，发现牙龈又红又肿，联想到近段时间刷牙总出血，口气也很重，不禁有些担心起来……。

温馨提示

1. 如果您也遇到以上情况，请尽快前往正规的口腔医疗机构进行口腔检查和治疗。
2. 小涵可能是患了青春期龈炎，它是由于青少年体内激素变化使细菌对牙龈组织的刺激作用反应明显加重，主要表现为唇侧牙龈肿胀较明显，龈乳头常呈球状突起，患者刷牙或咬硬物时容易出血，伴有口臭等。
3. 危害　若不及时治疗牙龈炎症，不进行干预，长期发展可能会进展成为慢性牙周炎，导致牙周支持组织破坏，引起牙齿松动，严重者会导致牙齿缺失。
4. 预防

（1）加强青少年的口腔卫生指导，提高口腔卫生意识和牙菌斑控制的能力。

（2）掌握正确刷牙方法，使用牙线、间隙刷等彻底清除牙缝间的牙菌斑、软垢。

（3）定期进行口腔保健及牙周检查与治疗。

二 要想宝宝好，先把牙龈保护好——妊娠期龈炎

小美两口子积极响应国家的号召，为了迎接即将到来的三宝，怀孕32周的她每天坚持外出散步，家人也每天好吃好喝地照顾着她，日子过得很舒坦，一家人都沉浸在喜悦中。

在“卸货”倒计时期间，小美发现自己刷牙时总是出血、牙龈也有些肿胀，饭也吃不好了，她担心对宝宝有影响，赶紧在老公陪伴下前往医院检查。

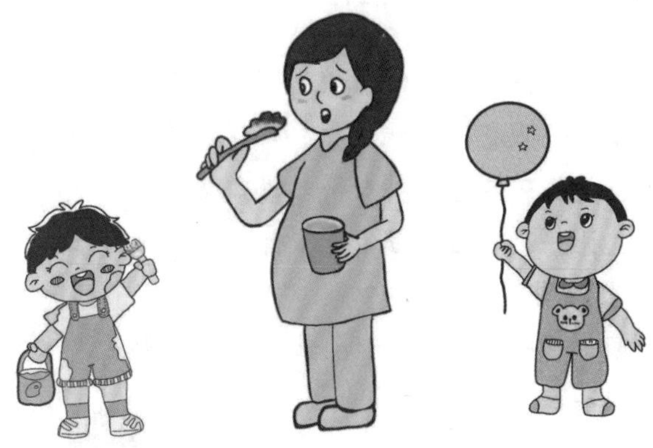

温馨提示

1. 如果您也遇到以上情况，请尽快前往正规的口腔医疗机构进行口腔检查和治疗。
2. 小美可能是患了妊娠期龈炎，是由于孕期激素水平升高，使得原有的牙龈慢性炎症加重，导致牙龈肿胀或形成龈瘤样的改变。可表现为牙龈肿胀、肥大、轻触易出血，患者吸吮或进食时也易出血，龈缘和龈乳头呈鲜红或暗红色，松软而光亮。

3. 危害　妊娠期龈炎轻微时会导致牙龈肿胀、肥大、易出血，从而影响孕妇食欲，进一步发展可能会出现牙周炎症，导致牙齿松动。

4. 预防

（1）备孕前如果患有牙龈炎或牙周病建议到正规口腔医院进行检查和治疗。

（2）保持良好的口腔卫生习惯，整个孕期严格控制牙菌斑，选择软毛牙刷早晚刷牙，饭后漱口，每日使用牙线或牙间隙刷。

（3）定期口腔健康检查。

三　"人老掉牙"正常吗——慢性牙周炎

自从义务教育"双减"政策实行后，阿武每天放学后就不用去校外培训班了，他爸爸也不用每天花时间送他去补习了。于是，阿武爸爸正好有更充足的时间在家里好好发挥自己的特长——做美食，他每天都变着花样地做着美味可口的菜肴，让一家人在"舌尖上旅行"。

有一天，大家正围坐在一起吃饭，聊得可开心了，突然阿武爸爸"哎哟"了一声，大家都不知道发生了什么事情？只见阿武爸爸手里拿着一小块硬的东西说道，"不好，我的牙崩掉了"，凑近仔细一看，才发现是一块小石头，他回想起最近刷牙总是出血、吃东西的时候牙齿有些软软的，用不上劲儿，年轻的时候用牙开啤酒瓶盖儿都没有问题，但是现在吃稍微硬的东西都有些费劲儿，而且牙缝也越来越大了，难道真的是人老了，牙齿就要慢慢掉了吗？

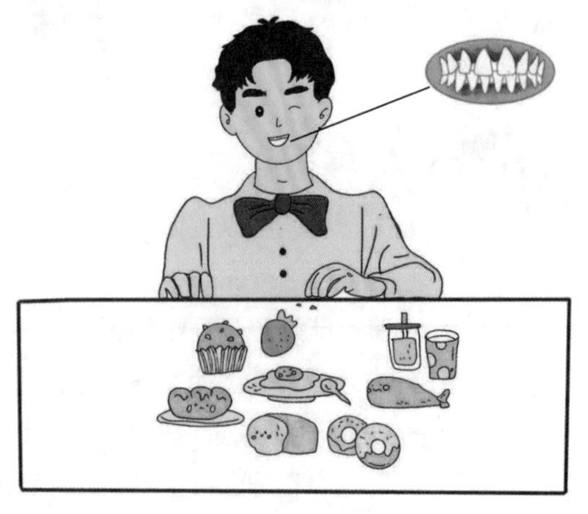

1. 如果您也遇到以上情况，请尽快前往正规的口腔医疗机构进行口腔检查和治疗。
2. 阿武爸爸这种情况可能是患了慢性牙周炎，主要是由局部因素引起的牙周支持组织的慢性炎症。
3. 危害　牙龈红肿、牙齿有不同程度的松动，牙根暴露，影响咀嚼功能；还会导致牙周溢脓，口腔异味，影响美观及社交活动；牙周炎还会影响全身健康，可能会诱发心脏病和脑卒中，影响糖尿病患者的血糖控制，增加孕妇早产概率等。
4. 预防

（1）日常自我防控牙菌斑是预防牙周炎发生和控制其发展最有效的方法，推荐使用巴氏刷牙法，每天早晚刷牙 2 次，每次至少 3 分钟，使用牙线、牙间隙刷等口腔清洁辅助用具彻底清除牙缝间的菌斑、软垢，使牙周组织免遭破坏。

（2）消除促进疾病发展的局部因素，如：改善食物嵌塞，纠正口呼吸、睡眠磨牙症等不良习惯，矫正错𬌗畸形等。

（3）定期进行口腔检查和牙周维护。

四　为什么年纪轻轻就掉牙了——侵袭性牙周炎

小美今年 25 岁了，是一名广告公司的设计师，她自从大学毕业后就来到这家公司上班了。人虽然年轻，因为平时工作努力，现在已经被提拔为部门经理了。两年以前，她和大学同学结婚，并在市中心繁华地段买了房，现在宝宝都快 1 岁了，正所谓是“事业家庭两不误”。

但是最近，小美却开始烦心起来，因为她突然发现自己两颗上门牙之间的牙缝变得好大，其中有一颗牙齿用手一碰，还会摇晃，好像随时都会掉下来……她想起自己的外婆和妈妈都是在很年轻的时候就掉牙了，莫非自己也遗传了她们，年纪轻轻也要开始掉牙了？

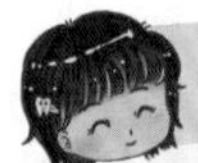
温馨提示

1. 如果您也遇到以上情况，请尽快前往正规的口腔医疗机构进行口腔检查和治疗。
2. 小美可能是患了侵袭性牙周炎，这种疾病以牙周迅速破坏为特点，多发生在30岁以前的年轻人，出现牙缝增大、牙龈表面炎症轻微、牙槽骨严重吸收以及牙齿松动甚至脱落的现象，有家族聚集现象，家族里常有多代和多人患病。病变最严重的部位是第一颗磨牙以及上下切牙。前牙可能出现向外侧移位，呈扇形散开排列，出现牙周间隙。
3. 危害　侵袭性牙周炎对牙周的破坏速度比慢性牙周炎快3～4倍，导致牙槽骨严重吸收、牙缝增大、牙齿松动脱落以及前牙的扇形移位，影响患者的美观和咀嚼功能，甚至可能对患者的心理健康造成影响。
4. 预防

（1）有家族遗传史的患者，建议定期进行口腔保健及牙周检查与治疗，早发现，早治疗。

（2）推荐每天使用巴氏刷牙法刷牙两次，每次3分钟，每天晚上使用牙线或者牙间隙刷等彻底清除牙缝间的牙菌斑、软垢。

（3）侵袭性牙周炎容易复发反弹，建议缩短复查间隔时间。根据患者的病损严重程度，3到6个月复查。

五　牙龈也会肥大吗——药物性牙龈肥大

大宇是一名电脑程序员，平日工作繁忙，常常加班熬夜，时不时还和同事一起喝酒吃宵夜，回到家牙也不刷、脸也不洗就倒头大睡，慢慢地从“小鲜肉”变成了“油腻大叔”。

长时间的不良生活习惯，导致大宇年纪轻轻就患上了高血压，天天都得吃降压药。某天大宇刷牙时照镜子发现牙齿怎么“变小了”，牙龈上还长了些“小球球”出来，这可把他急坏了，心想会不会是得了不治之症？

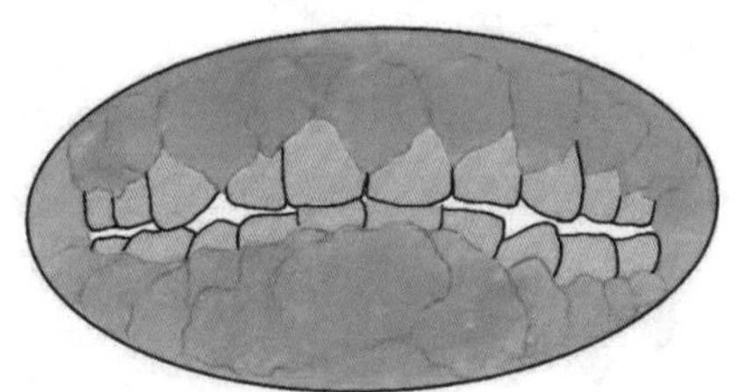

药物性牙龈肥大

温馨提示

1. 如果您也遇到以上情况，请尽快前往正规的口腔医疗机构进行口腔检查和治疗。
2. 大宇可能是患了药物性牙龈肥大，它又称药物性牙龈增生，是由于长期服用某些药物引起牙龈的纤维性增生和体积增大。主要表现为唇颊侧或舌腭侧龈乳头，呈小球状突起于牙龈表面。牙龈组织呈淡粉红色，质地坚韧，略有弹性，一般不易出血。
3. 危害　牙龈增生严重者，可覆盖大部分或全部牙冠，严重妨碍进食，影响美观和口腔卫生。
4. 预防

（1）用药的时候就要开始预防，对于长期服用钙通道阻滞剂，如硝苯地平、维拉帕米等药物者，服用药物前，应首先进行口腔检查，消除一切可能引起牙龈炎症的刺激因素。

（2）用药期间加强口腔清洁和保健非常重要，每日刷牙 2 ~ 3 次，使用软毛牙刷，防止刺激和损伤牙龈组织。

（3）若患有牙龈炎或牙周炎应积极治疗，以减少本病发生的概率，必要时可考虑停用或调整所用药物。

六　我的“兔牙”爸爸——牙龈退缩

“叮铃铃”放学的铃声响起，丁丁和小红走到了校门口，看到丁丁爸爸已经在门口等着他们。“叔叔好！”“小红啊，今天我来接你们回家。”丁丁爸笑着回答道。“丁丁，我觉得叔叔的牙齿长长的，像个小兔子一样可爱。""咦，就是呀，爸爸长兔牙啦"。

看着两个孩子欢呼的样子，丁爸爸皱皱眉，到家后丁爸爸仔细观察起了自己的牙齿。"咦，好像是比以前长了呢，感觉牙缝也变大了，到底怎么回事？"第二天一大早，丁丁爸爸就去了医院检查他的牙齿。

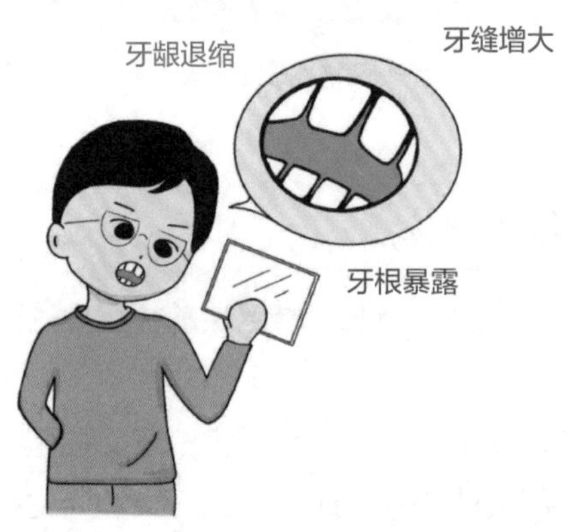

1. 如果您也遇到以上情况，请尽快前往正规的口腔医疗机构进行口腔检查和治疗。
2. 牙龈退缩是指牙龈边缘向牙骨质的根方退缩，致使牙根暴露。当牙龈退缩到一定程度时，对应位点的牙槽骨也可能会存在骨吸收。
3. 危害　牙根暴露、牙缝增大。发展到最后会导致牙齿松动脱落。
4. 预防

（1）控制牙菌斑，消除炎症是牙周系统治疗的基础。

（2）保持口腔卫生，定期进行口腔检查。

七　牙龈肿痛，是上火了吗——智齿冠周炎

国庆长假到了，小李终于可以放飞自我了，每天晚上看电视到很晚才睡觉，在假期的最后一天晚上，他美滋滋地点了一大堆烧烤和一瓶冰可乐，边吃边看电视。吃完后，时间已经不早了，小李便倒下美美地睡觉了。

第二天起床后，小李的右侧脸颊肿了起来，有点热热的，嘴巴也张不大了，他试着想张开嘴巴看看怎么回事？结果实在太疼了，只好作罢。于是小李找到老爸：“爸，我可能上火了，牙龈肿痛，整张脸也痛，好难受啊。”小李爸一看，只见左边下面最后一颗牙只冒了个头，牙龈红肿得厉害，脸也肿得老高。“你这可不单单是上火，脸也肿了，我们赶紧去医院吧！”

温馨提示

1. 如果您也遇到以上情况，请尽快前往正规的口腔医疗机构进行口腔检查和治疗。
2. 智齿冠周炎常发生于 18 ~ 25 岁的成年人，是第三磨牙（智齿）在萌出不全或阻生时导致牙冠周围软组织的炎症。
3. 危害　由于阻生牙的萌出不全，后侧牙龈覆盖在阻生牙上方，部分牙冠易形成冠周袋，食物和细菌留存在冠周袋中，导致局部软组织感染发炎、张口受限、吞咽困难等；再往下发展可造成颌下和颈部肿胀，甚至出现全身症状，如头痛、发热、全身乏力等。
4. 预防

（1）保持充足的睡眠，避免过度劳累，增强身体抵抗力。

（2）发现智齿萌出位置不正、无足够萌出位置时，建议尽早拔除。

（3）保持良好的口腔卫生。

第六章　口腔黏膜疾病

一　舌头有个坑——创伤性溃疡

丽丽今年 5 岁，是一个小吃货，特别喜欢吃糖。她也是一个非常勇敢的小女孩，平常磕磕碰碰都不会哭。这天妈妈准备了她最爱吃的水果。

“哎呀！妈妈，我的舌头好痛啊！”丽丽突然大声地叫了起来。“怎么了，丽丽？把舌头伸出来妈妈看看。”妈妈说。妈妈一看说：“丽丽，你舌头怎么烂了这么大一块，痛了多久了？”“有好几天了，但之前没有这么痛。”丽丽仔细回忆了一下。“这个烂的地方正好挨到你那颗烂牙，烂牙上还有个尖尖，吃东西的时候舌头动来动去肯定痛啊！走吧，妈妈带你去医院看看，顺便处理一下那颗烂牙齿。”于是，妈妈带着丽丽一同前往口腔医院。

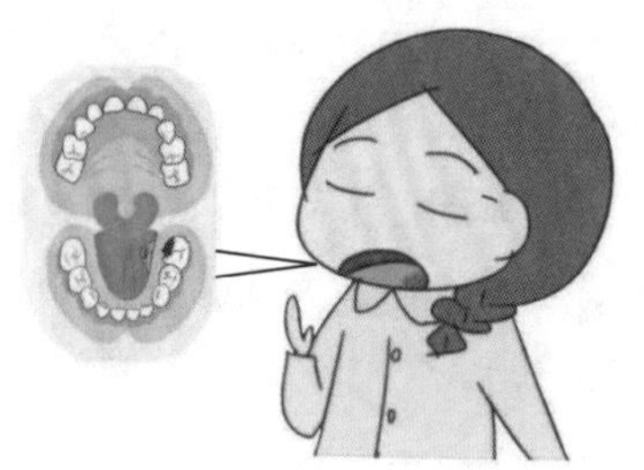

温馨提示

1. 如果您也遇到以上情况，请尽快前往正规的口腔医疗机构找口腔黏膜专科医生进行检查和治疗。
2. 丽丽这种情况在临床上称为创伤性溃疡，是由物理性、机械性或化学性刺激引起的病因明确的口腔黏膜损害。
3. 危害　溃疡疼痛，影响进食。若局部刺激因素长期未被去除，溃疡长期未愈会增加癌变可能。
4. 预防　消除局部刺激因素，尽量减少进食坚硬食物，及时调磨锐利牙体及义齿。

二　烦人的溃疡——复发性口腔溃疡

小明今年28岁，年底工作非常忙，经常加班，吃饭和休息也不规律。这天小明起床刷牙，觉得嘴巴里很痛，对着镜子一看，牙齿旁、舌头上又长出了几个溃疡。

“你怎么了？”老爸走过来问。“唉，我嘴巴里又长出了几个溃疡，好痛呀！”小明说。“小伙子，长个溃疡大惊小怪的。我之前也长过，不用管它，几天就好了。”老爸说。“但最近我这个溃疡长得有点频繁。这两个月好像都没间断过，这边刚好，那边又

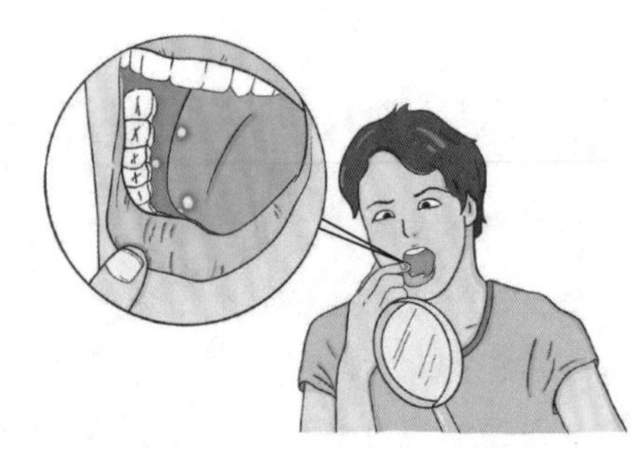

长出来了。”小明说。“这么频繁呀！那还是去医院看看吧，别出什么大问题。”老爸说。

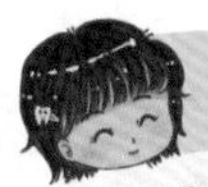

温馨提示

1. 如果您也遇到以上情况，请尽快前往正规的口腔医疗机构找口腔黏膜专科医生进行检查和治疗。
2. 小明这种情况可能是患了一种叫复发性口腔溃疡的疾病，又称复发性阿弗他溃疡，是最常见的口腔黏膜溃疡类疾病。溃疡具有“红黄凹痛”的特点，即溃疡为圆形或椭圆形，黄白色，中间有凹陷，疼痛明显。目前它的病因和发病机制仍不明确，可能和遗传、免疫、精神或心理压力、营养缺乏等因素有关。
3. 危害　疼痛明显，溃疡反复发作，影响患者情绪及生活质量。
4. 预防　饮食清淡，营养均衡，避免黏膜受损，保证充足睡眠，保持乐观心态。

三　害人的槟榔——口腔黏膜下纤维性变

小丁今年23岁，一直在外务工，过年回到家中。今天家里吃火锅，他却不敢吃。小丁说：“最近吃辣的嘴巴有点痛，我吃这个就行了。”说完就拿出一颗槟榔。

“小丁，你怎么在嚼槟榔？”姐姐看到后一惊。“是呀！我好多朋友都在嚼，嚼着可舒服了。”小丁说。“那你嘴巴还有没有其他不舒服呢？”姐姐是一名护士，她担忧地问道。“最近感觉嘴巴有点张不开，也不知道是怎么回事。”小丁说。“弟弟，你可别再嚼槟榔了。你嘴巴痛、嘴巴张不开，可能都是由于嚼槟榔引起的。而且它的危害远不止这些。”姐姐说。

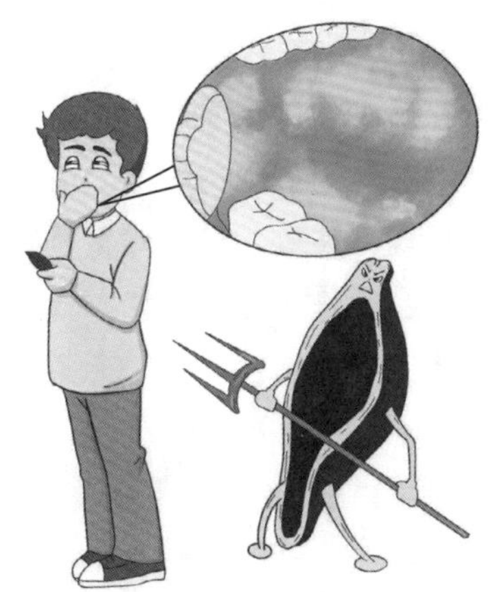

温馨提示

1. 如果您也出现了以上情况，请尽快前往正规的口腔医疗机构找口腔黏膜专科医生进行检查和治疗。
2. 小丁这种情况可能是患了一种叫口腔黏膜下纤维性变的疾病，它可累及口腔任意部位，主要表现为口腔黏膜灼痛感，在进食刺激性食物时更明显。患者逐渐感到口腔黏膜僵硬、进行性张口受限、吞咽困难等。
3. 危害　口腔黏膜下纤维性变属于癌前状态，与口腔鳞癌的发生密切相关。槟榔果是国际癌症研究机构公认的Ⅰ级致癌物，每日嚼槟榔的频率越高、嚼槟榔的年限越长，患病概率越大。
4. 预防　拒绝嚼槟榔。若已经出现了上述临床症状者，需要立即戒除嚼槟榔习惯，戒烟、酒，避免辛辣食物刺激。

四　“烧呼呼”的舌头——灼口综合征

小勇放假回到家，发现父母并未像往常一样开心地迎接他，母亲甚至在一旁悄悄抹眼泪。小勇知道母亲正在更年期，情绪容易波动，但平时也不会如此严重。

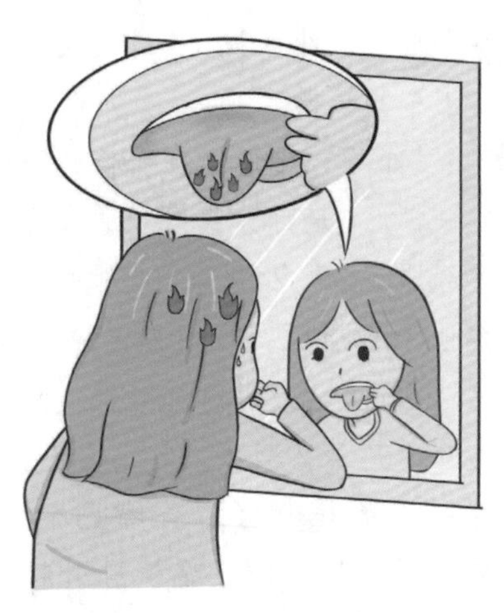

“爸，怎么了呀？”小勇问。“唉，你妈的舌头最近一直痛，她说就像被开水烫过一样，‘烧呼呼’地痛，严重的时候晚上都睡不着觉。你妈这几天每天都对着镜子看她的舌头，也没发现有什么问题。莫名其妙地这么痛，所以担心会不会是得了癌症。隔壁王大爷去年就是得了口腔癌走的。”爸爸对小勇说。“爸妈，咱们不要瞎担心，还是去医院看看究竟是怎么一回事儿。”小勇安慰道。

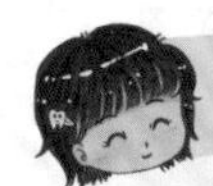

温馨提示

1. 如果您也遇到以上情况，可以前往正规的口腔医疗机构找口腔黏膜专科医生进行检查和治疗。
2. 小勇妈妈这种情况可能是患了一种叫灼口综合征的疾病，是一种常见的口腔黏膜疾病，在更年期或绝经前后期妇女中发病率高。主要表现为舌烧灼样疼痛，也可表现为麻木感、刺痛感、无皮感、味觉迟钝、钝痛不适等感觉异常。
3. 危害　口腔黏膜慢性疼痛或其他感觉异常容易影响患者的睡眠及情绪，进而影响生活质量。
4. 预防　保持良好心态及睡眠，舒缓紧张情绪，参加适度文体活动，平时勿频繁对镜伸舌自检。

五　花舌头——地图舌

小美今年3岁，这天起床后，妈妈像往常一样开始帮她刷牙，却意外发现小美的舌头是“花舌头”。

“小美爸爸，你快来看，宝贝的舌头怎么是个‘花舌头’呀！平常都没注意看。”妈妈说。爸爸听后赶紧凑近小美张大的嘴巴查看，果然舌头是“花的”，上面有好几条“沟”。爸爸问：“宝贝，疼不疼呀？”“不疼呀！”小美回答。“还是赶快到医院去看一下，别是得了什么大病。”妈妈说。

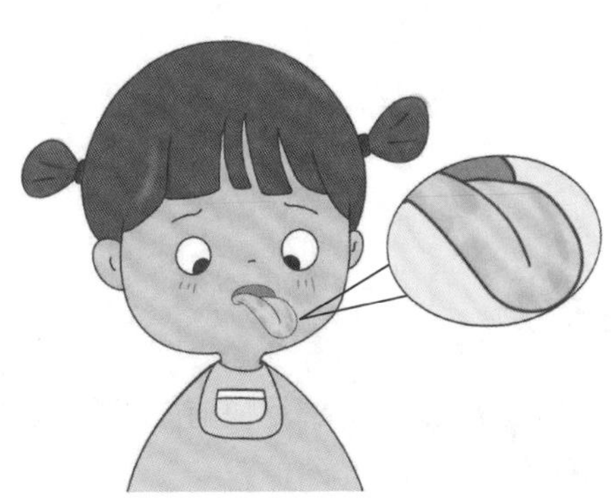

温馨提示

1. 如果您也遇到以上情况，可以前往正规的口腔医疗机构找口腔黏膜专科医生进行检查和治疗。
2. 小美这种情况临床上称为地图舌，它是一种浅表性非感染性的舌部炎症。因其表现类似地图上标示的蜿蜒国界而得名。好发于儿童，尤以6个月至3岁多见，也可发生于中青年。
3. 危害　患者一般无疼痛等不适感觉，但合并真菌或细菌感染后，食用刺激性食物或饮料时会出现疼痛感。
4. 预防　可以从以下几方面着手：积极纠正与地图舌有关的发病因素如调节情绪、避免紧张、劳累和恼怒；积极治疗全身疾病和口腔内病灶；注意饮食卫生、营养均衡；与变态反应有关者，避免食用可能引起变态反应的食物，如海鲜、刺激性调味品等。

六　嘴巴里的白色花纹——口腔扁平苔藓

张阿姨今年58岁，小孙子快1岁了，儿子儿媳工作很忙，所以一直是她在带小孙子。虽然这1年来很累，但看到小孙子长得白白胖胖的，张阿姨心里也是很高兴，但这几天张阿姨却有点闷闷不乐。

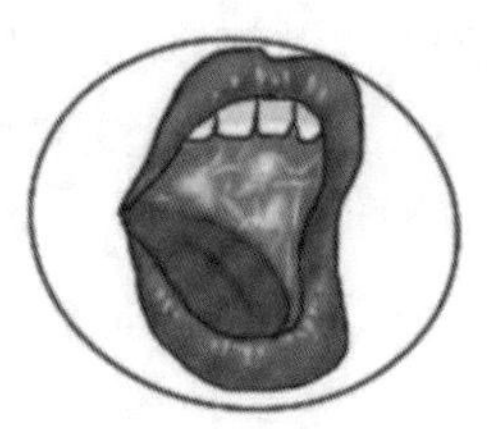

今天老伴做了她最爱吃的水煮牛肉，她却不敢吃。“你怎么了，你不是最爱吃水煮牛肉吗？”老伴问。张阿姨说：“最近发现左边腮帮子上长了白色的花纹，吃一点辣的东西就痛，好烦哦！”“怪不得看你这几天不高兴。你也不要太担心，我们去医院看看。”老伴关切地说。

温馨提示

1. 如果您也遇到以上情况，请尽快前往正规的口腔医疗机构找口腔黏膜专科医生进行检查和治疗。

2. 张阿姨这种情况可能是患了一种叫口腔扁平苔藓的疾病，是一种常见口腔黏膜慢性炎性疾病。该病多发于中年，女性多于男性。目前它的病因和发病机制尚不明确，可能与免疫、精神、内分泌、感染、遗传、微循环障碍、系统性疾病以及口腔局部刺激等因素有关。
3. 危害　多数患者存在口腔黏膜疼痛，严重者出现糜烂，影响进食、情绪及生活质量等，长期糜烂病损有癌变倾向。
4. 预防　保持口腔卫生，去除口腔局部刺激因素，避免刺激性食物，保持良好的心态及生活习惯。

七　嘴巴里的白色斑块——口腔白斑病

小武爸爸今年53岁，长年吸烟，每天至少1包，烟龄有30年。这几天，他觉得右边脸颊很不舒服，用舌头舔，感觉有点粗糙。

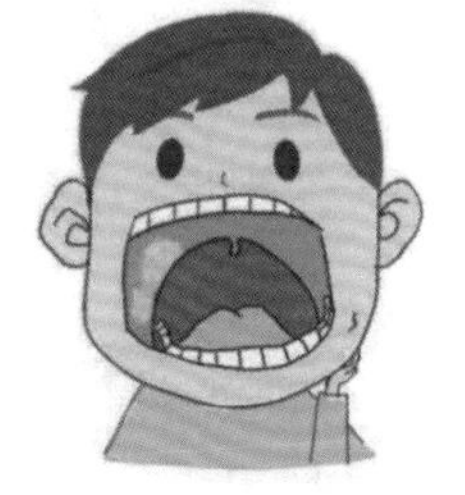

这天早上，他对小武说："儿子，你帮我看看我嘴巴里是不是有什么东西？"说完就拉开嘴角给小武看。小武一看，说："老爸，是有一块白色的东西！你用牙刷刷一下，看能不能刷下来。"小武爸爸刷了几下，没刷下来，说："坏了，刷不下来，好像是长在上面的。""这是长的什么呢？我也没见到过，我们还是去医院看看吧。"小武说。

温馨提示

1. 如果您也遇到以上情况，请尽快前往正规的口腔医疗机构找口腔黏膜专科医生进行检查和治疗。
2. 小武爸爸这种情况可能是患了一种叫口腔白斑病的疾病，是发生于口腔黏膜上以白色为主的损害，不能擦去，好发于40岁以上的中老年男性。其发病因素有很多，烟草是重要的相关因素，但目前仍有相当数量的口腔白斑病病因不明。

3. 危害　口腔白斑病属于癌前病变或潜在恶性疾患，可发生在口腔的任何部位，患者可无症状或自觉局部粗糙、木涩，较周围黏膜硬，伴有溃疡或癌变时可出现刺激痛或自发痛。

4. 预防　消除局部刺激因素，如戒烟等，定期进行口腔检查。

八　嘴巴里的“泡泡”——疱疹性龈口炎

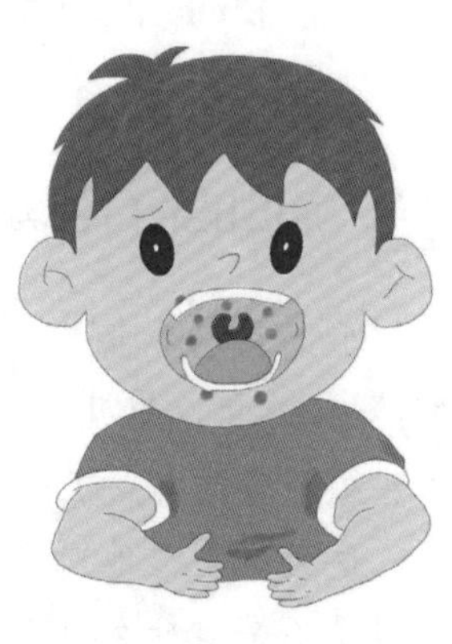

甜甜今年2岁，去看望了因单纯疱疹病毒感染在家休养的外婆。一周后开始发热头痛，妈妈以为是感冒，就喂了甜甜一些感冒药。

过了几天，妈妈看到甜甜体温正常了。高兴地给甜甜做了糖醋排骨，想让她补一补。但是甜甜吃了两口就不吃了，而且表现得非常烦躁。

“甜甜，你哪里不舒服呀？”妈妈问。

“嘴巴痛！”甜甜说。

“那张开嘴巴让妈妈看看。”妈妈着急地说。

妈妈一看，嘴巴里有很多小“泡泡”，而且牙龈都有点肿了，这可把她吓坏了，赶忙抱着甜甜去医院。

温馨提示

1. 如果您也遇到以上情况，请尽快前往正规的口腔医疗机构找口腔黏膜专科医生进行检查和治疗。

2. 甜甜这种情况可能是患了一种叫疱疹性龈口炎的疾病，是一种由单纯疱疹病毒所致的口腔黏膜疾病，以出现簇集性小水疱为特征。幼儿和儿童比较多见，也可见于成人。

3. 危害　疼痛明显，影响患者进食与说话；具有高传染性；极少数情况下，原发感染可在体内血行播散，单纯疱疹病毒进入中枢神经系统或内脏，引起感染。

4. 预防　尽量避免接触单纯疱疹病毒感染患者；家长和孩子做好卫生保健，注意个人卫生；患病后注意隔离，室内保持空气清新，避免接触其他婴幼儿。

九　无法滋润的嘴唇——慢性唇炎

小赵是一名资深的美妆博主。这天朋友约她逛街，见她一直戴着口罩，心事重重的样子。

“你怎么了？”朋友关切地问道。

“哎！最近不知道怎么回事，嘴唇老是痒痒的，还非常干。”小赵说。

“那你多喝点水嘛！”朋友说。

小赵叹了口气，说：“喝了，可好像没什么用。严重的时候我嘴唇还要裂口，甚至流血。最近我都不敢出门，这样太影响形象了。”

朋友听出了小赵的担忧和沮丧，连忙说道：“你别太担心，我陪你去医院看看。”

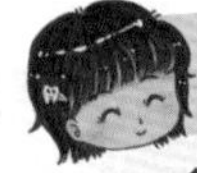

温馨提示

1. 如果您也遇到以上情况，请尽快前往正规的口腔医疗机构找口腔黏膜专科医生进行检查和治疗。
2. 小赵这种情况可能是患了一种叫慢性唇炎的疾病，又称慢性非特异性唇炎，病程迁延，反复发作。目前它的病因不明，可能与温度、化学材料、机械性因素的长期持续性刺激有关，例如：气候干燥、风吹、身处高原寒冷地区、烟酒和烫食的刺激、舔唇咬唇的不良习惯等。也可能与精神因素有关。
3. 危害　部分患者嘴唇可伴有干燥、肿胀、瘙痒或疼痛感；影响面部美观，容易引起焦虑情绪，进而影响生活质量及工作状态。
4. 预防　唇部保湿，通过局部涂抹凡士林等保湿产品，可有效预防慢性唇炎的复发；戒除舔唇、咬唇等不良习惯；戒烟酒，忌食辛辣刺激食物；避免风吹、日晒及寒冷等外界刺激。

第七章　颌面部疾病

一　"智慧牙"的烦恼——智齿冠周炎

小明："咦，小花，这么晚了你还在吃早饭吗？"

小花："你在说啥子哟。"

小明："你不是正在嚼包子吗？"

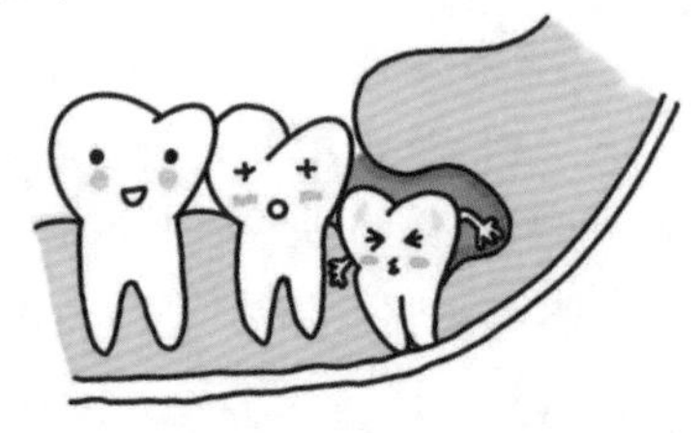

小花："哪里是包子嘛，是我的包子脸！我的智齿是斜着长的。最近开始无缘无故有点痛，我也没管它，结果这两天加重了，半边脸肿得跟馒头一样，我喝点稀饭都痛，有时候还一跳一跳的痛，嘴巴也张不开，不想多说话，更难过的是晚上痛得睡不着觉，那个滋味简直太难受了！俗话说'牙痛不是病，痛起来要命'，现在我终于体会到了。"

小明："那你赶紧去医院把它拔了。"

小花："去医院检查了，医生说我的'大牙'发炎了，医学上称为智齿冠周炎，现在拔不得。"

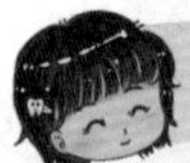

温馨提示

1. 如果您也遇到以上情况，请尽快前往正规的口腔医疗机构进行口腔检查和治疗。
2. 智齿冠周炎是由于食物、生活习惯与咀嚼力的变化，逐渐产生下颌骨的退化，智齿萌出位置不足，导致不同程度的阻生。龈瓣与牙冠之间形成深而窄的盲袋，自洁作用差，易藏食物残渣，利于细菌生长繁殖。当人体在感冒、睡眠不足、疲劳、抵抗力下降时细菌繁殖增加易引起感染。

3. 危害　咀嚼、吞咽及开口运动时疼痛、张口受限，甚至出现牙关紧闭。由于口腔不洁、出现口臭、舌苔变厚。患牙牙龈处有咸味分泌物溢出，全身症状可有不同程度的畏寒、发热、头痛、食欲减退等。

4. 预防

（1）保持口腔清洁。

（2）若为不可萌出的阻生牙应尽早拔除。

三 潜藏在口腔的“炸弹”——口底多间隙感染

小明最近又出现牙齿痛，因工作忙没有来得及去医院看牙，压起来很痛，感觉皮肤摸起来紧绷绷的，舌头也不听使唤。谁知道过了几天后，整个下巴都肿了起来，触摸肿痛处还有硬疙瘩，连吞口水都难受，甚至有时候呼吸不畅，全身时冷时热，手按到肿起来的地方，松开就是一个窝。

温馨提示

1. 如果您也遇到以上情况，请立即前往正规的口腔医疗机构进行口腔检查和治疗。

2. 口底多间隙感染又称为口底蜂窝织炎，一般指双侧下颌下、舌下及颏下间隙同时继发的感染，被认为是颌面部最严重且治疗最困难的感染之一。其感染细菌以金黄色葡萄球菌、厌氧菌、腐败坏死性细菌为主，可伴有发热、畏寒等不适。感染未及时控制向下扩散至颈部时，可引起呼吸困难甚至危及生命。

3. 危害　自发性剧痛、吞咽困难、呼吸困难、严重者可危及生命。

4. 预防

（1）积极治疗坏牙。

（2）养成良好的口腔卫生习惯。

三 小心，久治不愈的溃疡——口腔癌

王大爷平时喜欢吃饭时抿两口小酒，饭后抽支烟。有天他喝酒时发现嘴巴里有点疼痛，找来镜子一看，发现嘴巴里长了一个溃疡，王大爷也没放在心上。心想：溃疡嘛，这辈子长过不下百次，不管它，一两周就好了，每天照常吃喝，烟酒不忌。不知不觉过了三周，他发现这次好像不一样了，溃疡不但没有好转，反而变大变硬了，一碰还要出血，这可把王大爷给急坏了。

于是王大爷骑上电瓶车来到口腔科，医生根据溃疡的性状并结合自己多年临床经验，建议王大爷先取一小块溃疡组织送去检查……

Emmm...
吞口水、说话困难
口腔长期性长溃疡，
反反复复
酒
中华
出现持续的疼痛、出血等
牙龈或者是舌头上
出现白色小点

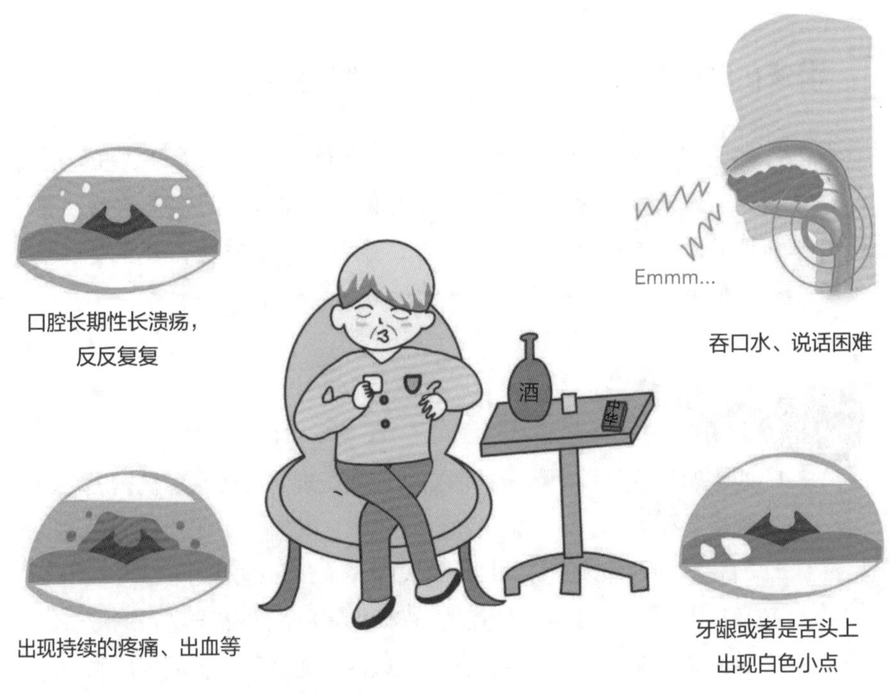

温馨提示

1. 如果您也遇到以上情况，请尽快前往正规的口腔医疗机构进行口腔检查和治疗。
2. 溃疡常发生在牙龈、舌、颊、硬腭、口底等黏膜部位，久治不愈

可导致口腔癌，其中以鳞状细胞癌最为多见。

3. 危害　疼痛、口涎增多、舌运动受限、吞咽困难、语言障碍、出血等。

4. 预防

（1）发现口腔溃疡，及时就医。

（2）少抽烟喝酒，少吃辛辣、刺激、过烫的食物。

（3）保持良好的口腔卫生，定期洁牙。

四 “突如其来”的痛——三叉神经痛

李大妈和张大爷是幸福的老两口，有天他俩逛超市时，李大妈感觉自己的左边脸像被针刺了一下，但是马上就不痛了，李大妈没有在意。过了一段时间，李大妈在洗脸的时候发现毛巾挨着左脸就像针扎似地疼痛，这次的疼痛更加剧烈，甚至不敢洗脸。她感觉痛的时候有点像刀在割自己的肉，忍不住用手使劲揉搓痛处，还去药店买了很多止疼药来吃，但收效甚微。李大妈觉得很奇怪，为什么痛的时候受不了，不痛的时候一点事儿都没有，心想是不是牙痛引起的，准备去医院把牙齿拔了，结果医生告诉她疼痛不是牙齿引起的，不用拔牙，这个病叫“三叉神经痛”。

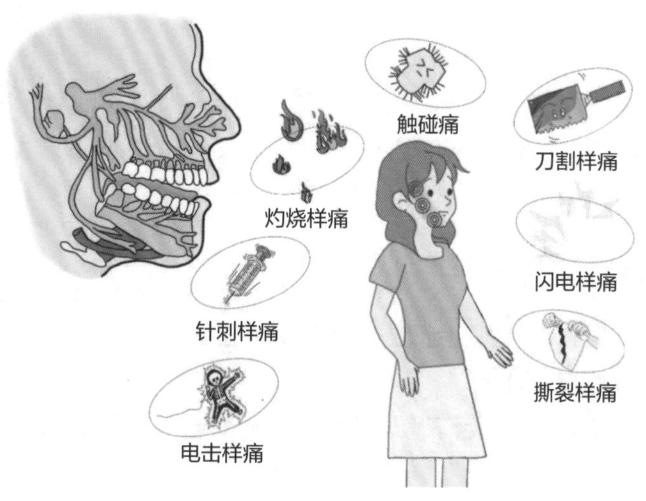

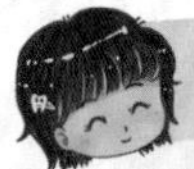

温馨提示

1. 如果您也遇到以上情况，请尽快前往正规的口腔医疗机构进行口腔检查和治疗。
2. 三叉神经痛是指在三叉神经分布区域内出现阵发性、针刺样、电击样剧烈疼痛，历时数秒至数分钟；疼痛呈周期性发作，间歇期无症状，任何刺激口腔颌面部的触发点均可引起疼痛。常发生于中老年人，女性多见，多数为单侧。
3. 危害

（1）疼痛发作时影响日常生活。

（2）影响人的心理，出现焦虑、情绪低落等。

4. 预防

（1）以清淡饮食为主。

（2）养成良好的生活习惯。

（3）保持精神愉快，避免精神刺激。

五 舌下奇怪的小水球（疱）——舌下腺囊肿

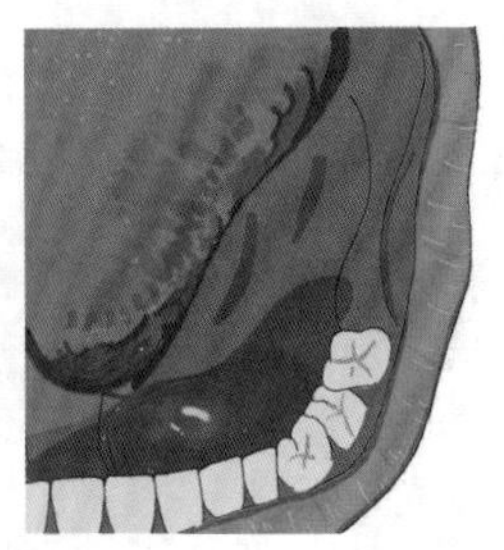

小花发现自己舌头下长了一个小水疱，进食有异物感，听张大妈说把小疱刺破将液体放出来就好了。于是她用针头刺破小疱，流出了黄色蛋清样的液体，然后水疱就消失了。小花很开心，又开始吃她最喜爱的葡萄、杨梅。没过多久，水疱又长起来了，她很担心是否得了肿瘤，急忙去医院就诊……

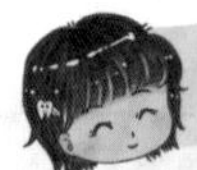

温馨提示

1. 如果您也遇到以上情况，请尽快前往正规的口腔医疗机构进行口腔检查和治疗。
2. 舌下腺囊肿为舌下腺导管堵塞，涎液滞留所形成的囊肿，位于口底一侧黏膜下，呈淡蓝色肿物，囊壁质地柔软。囊肿可呈绿豆、蚕豆样大小。受创破裂后流出蛋清样棕黄黏液，囊肿暂时消失，数日后创口愈合，囊肿又长大如前。囊肿发展很大时，可引起吞咽、语言及呼吸困难。

3. 危害　继发感染、舌乳头增生、舌体肥大、口底部肿胀疼痛，影响进食。

4. 预防

（1）饮食以清淡为主，不吃刺激性、质地较硬的食物。

（2）不要自行刺破处理。

（3）动态观察病情，及时到医院就诊。

六 “咬唇达人”的烦恼——黏液腺囊肿

小花是一名学习成绩优异的初二学生，每当她碰到难题的时候，总是习惯性咬着嘴唇思考。有一天，小花突然发现下嘴唇里面长了一个半透明的小包，不痛不痒的。过了两天小包自己就消失了，她就没把这件事放在心上。大约过了一个月，同样的位置小包又出现了，但是奇怪的是，这次过了两三周，小包仍然没有消失，摸起来像个小绿豆似的，周围还出现了白色瘢痕样小点，这才引起了小花的重视，她把这个情况告诉了妈妈。

小花妈妈知道后，担心极了，心想是不是得了什么疾病呀！第二天，小花妈妈赶紧带上她，去医院探个究竟……

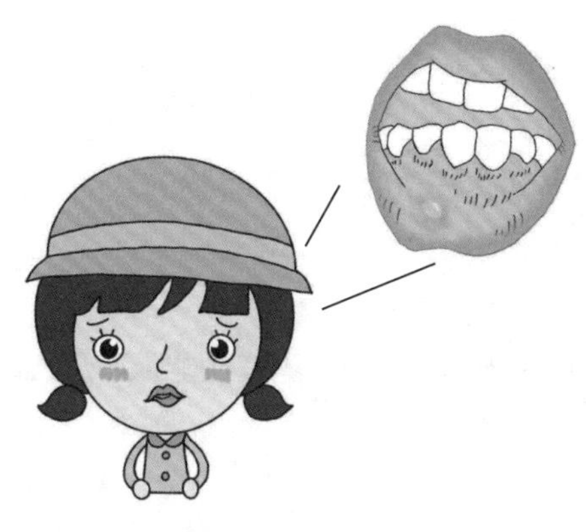

温馨提示

1. 如果您也遇到以上情况，请尽快前往正规的口腔医疗机构进行口腔检查和治疗。
2. 黏液腺囊肿是最常见的小唾液腺瘤样病变，是临床上比较常见的一种浅表良性囊肿。常发生于下唇黏膜及舌尖，其次为颊黏膜、口底，多有损伤史。
3. 危害

  （1）影响患者进食、说话。

  （2）反复发作，导致焦虑。

  （3）并发感染。
4. 预防　避免反复损伤口腔黏膜，保持口腔卫生等。

七　都是叉子惹的祸——腭部穿通伤

周六的晚上，妈妈带着3岁的小明去吃牛排。在吃牛排时，小明看见他的好朋友小天也在这吃牛排，高兴极了，嘴里叼着叉子，跃下座位，跑向小天。几秒钟后，传来了小明撕心裂肺的哭声，小明摔倒了，满地都是血。妈妈赶紧将小明拉了起来，只见叉子的前端插入了小明的上颚，小明妈妈连忙抱上小明去最近的医院。

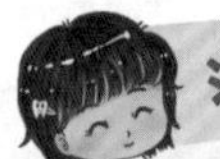

温馨提示

1. 如果您也遇到以上情况，请尽快前往正规的口腔医疗机构进行口腔检查和治疗。
2. 幼儿活泼好动，好奇心强，对事物的认知能力低，注意力不集中，意外摔倒时将尖锐物品从腭部刺入穿透鼻腔黏膜，形成软组织损伤。
3. 危害　疼痛、出血、感染、语言功能障碍及心理不良影响等。

4. 预防

（1）用餐时勿嬉戏、追逐打闹。

（2）使用儿童专属餐具。

（3）远离尖锐物品。

（4）放手不放眼。

八 口腔里的石头——涎石病

小美是小橙特别好的朋友，今晚小橙和同学聚餐，回来后发现脸肿了，准确地说是美食还没入口，脸就肿了。真是哀莫大于美食在面前却不能吃。

“小美，你不是参加同学聚会吗？怎么这么快回来了？”小橙吃惊地问。“哎，别说了，酸汤肥牛、糖醋排骨、鱼香肉丝、醋熘土豆丝……这些美食我刚看了几眼，脸颊就开始痛，紧接着脸就肿了。”小美痛苦地说道。小橙看着一旁可怜的小美，左右脸完全不对称，非常担心。她可是个特别爱美的姑娘。“明天，我陪你去医院吧。”小橙说。小美点点头，她连说话都觉得难受，只感觉脸和舌根越来越痛，仿佛连吞咽都成问题了。

第二天，两人早早地来到医院，医生检查后，他俩知道了个新名词“舌下腺导管结石”。听过胆结石、肾结石，舌下腺导管结石还是第一次听说，除了兼具寝食难安的特点，舌下腺导管结石还让你颜值掉线。好在医生说导管内的结石还比较小，及时发现，可以通过唾液腺内窥镜微创取出，这相较于传统外科手术，创伤明显更小。这可让小美松了一口气，放心地配合医生进行治疗。

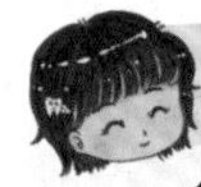

温馨提示

1. 如果您也出现了以上情况，请尽快前往正规的口腔医疗机构找颌面外科专科医生进行口腔检查和治疗。

2. 腮腺、颌下腺或舌下腺生长的结石，统称为唾液腺结石，由它并发的一系列病理改变叫作涎石病，是口腔常见病。唾液有机成分浓度的改变、细菌感染及炎症等因素可以影响唾液的电解质平衡，导致无机盐（如磷酸钙晶体等）析出、沉积，从而形成结石。

3. 危害　当进食酸性食物或饮用酸性饮料时，由于结石堵塞了导管，使唾液腺分泌的液体不能排出，在脸颊或下颌处会出现肿胀的情况，在进食时出现胀痛。

4. 预防

（1）避免进食刺激性食物，特别是酸性食物，以防涎液潴留导致症状加重。

（2）保持口腔清洁，预防感染。

第八章　错殆畸形

一　“不完美”的冠军——偏颌畸形

甜甜取得奥数比赛的冠军后，班主任提出合影留念，甜甜委婉拒绝后跑开了。班主任很奇怪：“该拍照纪念啊，怎么不高兴呢？”

甜甜妈妈：“其实她小时候很喜欢拍照，但是现在她总觉得自己脸有点不对称，拍照不好看，所以说起拍照就躲开了。”

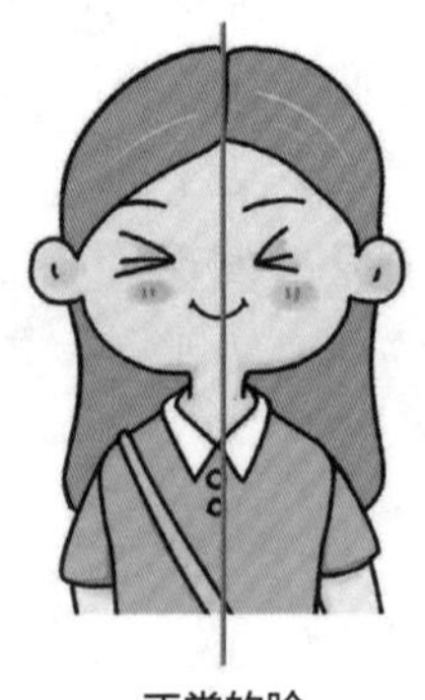

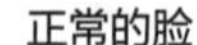

正常的脸

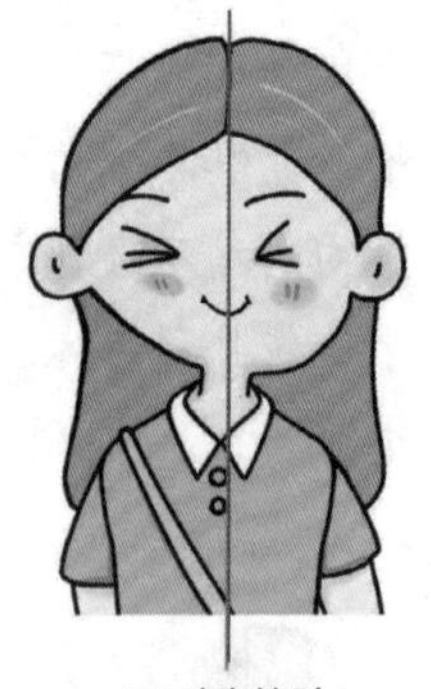

不对称的脸

偏颌畸形

班主任：“哦，原来如此。青春期孩子都比较关注自己的外貌，且很敏感。建议去医院看看，以免影响健康，让我们大家一起鼓励她吧。”

甜甜妈妈：“谢谢，我们也看过医生了。医生说是颌骨发育不足导致的偏颌畸形，我们正在接受治疗。”

班主任：“让我们为她加油打气，鼓励她一起合影吧！”

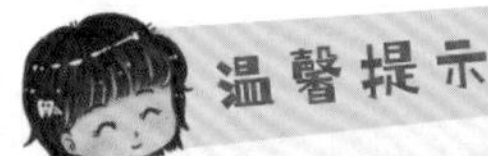

1. 如果您也出现了以上情况，请尽快前往正规的口腔医疗机构找专科医生进行检查和治疗。
2. 偏颌畸形都有面形不对称。有些人程度较轻，不影响美观和口腔功能；而小部分人的不对称程度严重，表现为“大小脸”，影响美观，咀嚼功能也会受到影响。
3. 危害　偏颌畸形会出现咬合平面倾斜，导致咀嚼效率低下，对青少年的生长发育造成不良影响；严重的面部不对称还会影响社交自信。
4. 预防　纠正偏侧咀嚼等口腔不良习惯；定期进行口腔检查，如有咬合干扰应尽快解决，必要时进行正畸早期矫治。

二　不敢早睡的聪聪——小下颌畸形

晚上十点，三位同学准备入睡，只剩聪聪一个人没有要睡觉的意思，还在那儿看书。

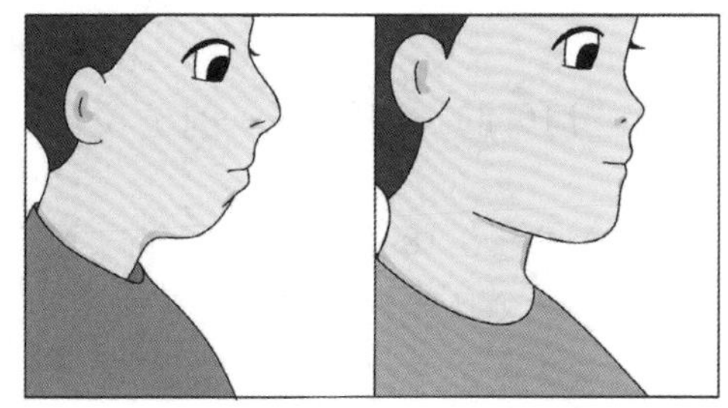

“小下颌”　　正常下颌

班长冬冬问：“聪聪，你还不准备睡吗？”

聪聪不好意思地说：“你们先睡吧，我打呼噜挺严重的，声音大怕影响到你们。”

北北立马说：“没事儿，你打呼噜我们都知道。没关系呀，影响不了我们，快睡吧！快睡吧！”

时钟滴答、滴答，转眼已过了十一点。

“聪聪，你怎么还没睡啊？你的呼噜声不会影响我们的。放心吧！快睡啦！”北北发现聪聪还没有睡觉，一边安慰一边催促着聪聪赶紧睡觉。

聪聪说：“好的好的，谢谢你们。”

温馨提示

1. 如果您也出现了以上情况，请尽快前往正规的口腔医疗机构找专科医生进行检查和治疗。
2. 打呼噜是由下颌发育不足所致，称为小下颌畸形，俗称的"小下巴"或"鸟嘴畸形"。主要临床表现为下颌及颏部后缩，呈"双下巴"，侧面呈"鸟状面容"。
3. 危害　下颌发育不足常伴有呼吸道狭窄或阻塞，有引起阻塞性睡眠呼吸暂停综合征，诱发心血管系统疾病的风险。同时，咀嚼功能降低，患者容貌及自信心也易受到影响。
4. 预防

（1）孕前做好检查，避免有致畸作用的药物。

（2）儿童及时纠正口呼吸等不良习惯。

（3）如果儿童在生长发育阶段发生颏部外伤，可能会继发小下颌畸形，外伤后应尽早就医检查。

三 "月牙脸"冬冬——前牙反殆

冬冬是一名18岁的高中生，在他年幼时父母就发现了面凹下巴翘、下牙兜上牙，俗称"地包天"，当时却没有重视。随着冬冬慢慢长大，情况也越来越严重。

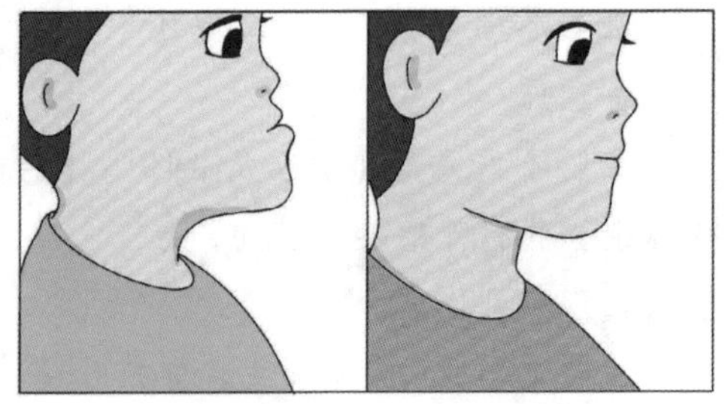
"地包天"　　正常咬合

到了高一的时候，冬冬的牙齿已经无法正常咬合了，不仅享用不了美食，连每次吃饭都是最慢的那一个！下巴变得又长又翘。周围人经常投来异样的眼光，同学们也给他起了一个外号——"月牙脸"，冬冬的生活和学习也随之受到了严重的影响！冬冬决定不再犹豫，选择了去正规的医院进行治疗。

通过治疗，冬冬变得越来越帅气也越来越自信了。

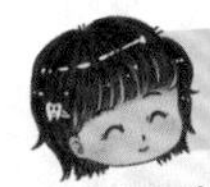

温馨提示

1. 如果您也出现了以上情况，请尽快前往正规的口腔医疗机构找专科医生进行检查和治疗。
2. “地包天”也被称为前牙反殆，即上下牙弓关系异常，表现为下颌前突，下前牙咬合于上前牙唇侧。与不恰当的喂养方式、乳尖牙磨耗不足、口腔不良习惯、全身性疾病、先天性疾病及遗传等各种因素有关。
3. 危害　“地包天”不仅影响咀嚼功能、发音、颞下颌关节发育，还会损害颜面美观，甚至产生一系列心理问题和社交障碍。
4. 预防

（1）提倡母乳喂养，纠正不良的哺乳习惯。使用正确的喂养姿势，倾斜45°的斜卧位或半卧位。

（2）治疗扁桃体肥大，保持口鼻腔呼吸道通畅，预防下颌前伸。

（3）尽早纠正口腔不良习惯。

四　不漂亮的“兔儿牙”——深覆盖

因为彤彤的牙齿问题，同学们给彤彤起了个绰号，叫“兔儿牙”。长此以往，彤彤觉得很自卑，也变得沉默寡言不爱笑了，这一切反常都被妈妈看在眼里。

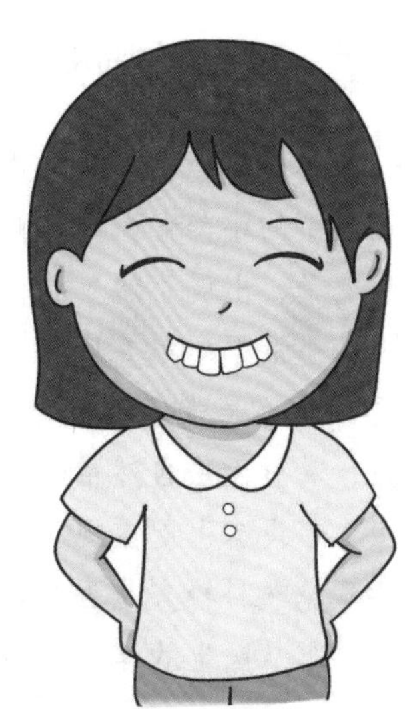

妈妈：“彤彤，你最近为什么都不爱跟妈妈说话了，是不是有什么心事啊？”

彤彤吞吞吐吐地说：“妈妈，同学们都叫我‘兔儿牙’。我真的不喜欢自己的牙齿，我好想换掉我的牙齿！”

妈妈这才恍然大悟，原来彤彤长大了，知道爱美了。自己平时没有重视孩子这方面的问题。所以彤彤妈妈下定决心一定要带孩子去正规医院检查一下。

温馨提示

1. 如果您也出现了以上情况，请尽快前往正规的口腔医疗机构找专科医生进行检查和治疗。
2. 深覆盖是一种较常见的错𬌗畸形，即上下颌前牙间前后向的水平距离超过了 3mm，可由遗传因素、全身因素、口腔不良习惯及替牙障碍等造成。
3. 危害　牙齿咬合对不齐，使得咀嚼效率降低；不易清洁增加龋坏风险；影响牙齿美观及发音；突出的牙齿还会增加跌倒后磕伤牙齿的风险。
4. 预防

（1）应尽早纠正口腔不良习惯，如咬下唇、吐舌头等；如有扁桃体肥大应积极治疗，保持口鼻腔的呼吸道通畅。

（2）在婴儿时期，尽量提倡母乳喂养，使婴儿的下颌做适当的前伸运动，使其颌面部肌肉得到协调发育。

（3）杜绝口腔不良习惯的形成，如吮吸手指、咬下唇、舔上牙等。

五 "毁容的呼吸"——口呼吸

小亚从小在大家的称赞声中长大，炯炯有神的双眼，挺拔的鼻梁，是大家眼中的小美女。可小亚长到十二三岁的时候，妈妈发现她的面容开始发生改变了，出现了龅牙，嘴唇好像也变厚了。

小亚妈妈看在眼里急在心里，赶快带她到医院检查。医生说："小亚睡觉时是不是张着嘴巴呼吸的？这是典型的口呼吸面容，鼻梁扁平、上唇过短、嘴唇无法自然常闭、下颌后缩、头部前倾。"妈妈早就发现小亚张嘴呼吸，但没有引起重视，结果引起了这么严重的后果。医生建议妈妈再带小亚去耳鼻喉科检查是否有鼻咽部阻塞的问题。找到病因的妈妈开始放平心态，相信听从医生的建议，小亚会重新变回一个漂亮女孩子。

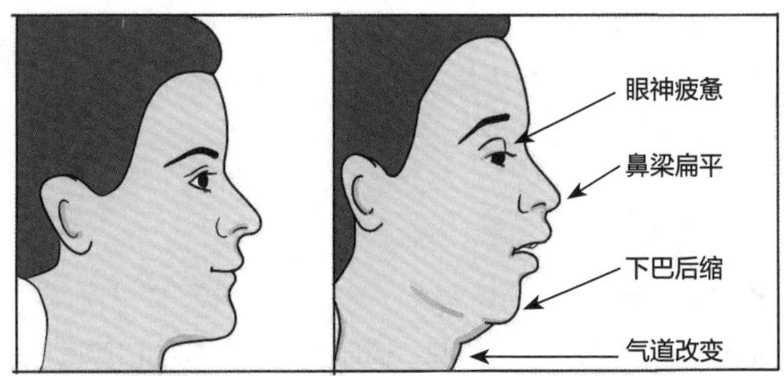

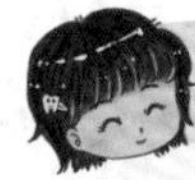

温馨提示

1. 如果您也出现了以上情况，请尽快前往正规的口腔医疗机构找专科医生进行检查和治疗。
2. 口呼吸是指上气道完全或部分被阻塞，致使气流完全或部分不经过鼻腔，经由口腔、口咽部、喉咽进入下气道。根据引起口呼吸的原因可分为阻塞性口呼吸和习惯性口呼吸。
3. 危害　长期口呼吸会导致上牙弓狭窄、腭盖高拱、上门牙突出，下颌后缩且后旋，这些表现常见于腺样体肥大的儿童。严重的口呼吸甚至可能会导致牙齿和面容的改变，形成典型的口呼吸面容，即鼻梁扁平、上唇过短、嘴唇增厚且外翻、牙齿前突及下颌后缩。进而会导致头部前移和脊椎弯曲等方面的体态扭曲，甚至会破坏免疫系统和影响智力的发育。
4. 预防　积极治疗呼吸道疾病，保持鼻腔通畅。

六　丽丽的大牙缝——牙列间隙

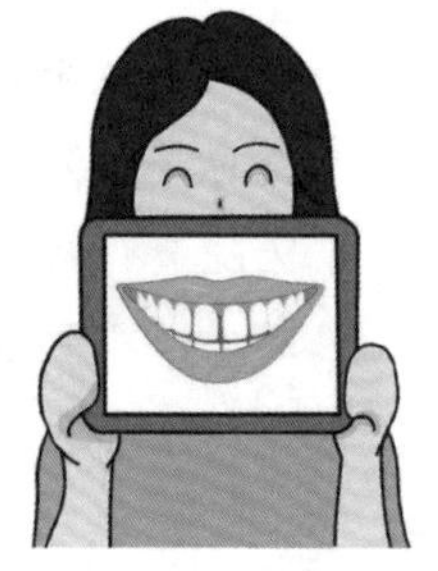

小美是一家公司的销售员，最近她发现了自己同事丽丽的秘密。丽丽话很少，总是抿着嘴，是因为她有一个大牙缝。每次大家一起聚会，丽丽总是第一个吃完，立马去上厕所。原来，她是去悄悄清理自己牙缝里面的菜叶、肉丝等残渣，这让丽丽很苦恼。

知道事情真相后，热心的小美决定帮助丽丽解决她的烦恼。经过多方咨询，小美了解到正畸治疗可以解决牙缝大的问题，她立即告诉了丽丽。小美相信，解决掉大牙缝，丽丽一定可以走出自卑，变得自信、开朗，业绩也会越来越好。

温馨提示

1. 如果您也出现了以上情况，请尽快前往正规的口腔医疗机构找专科医生进行检查和治疗。
2. 牙列间隙是指两颗牙齿之间的空隙，也叫牙列稀疏。一般为不良习惯、牙周病所致的牙齿唇倾、先天性失牙、过小牙、缺牙后未及时镶牙及遗传因素所致。
3. 危害　牙列间隙会导致菌斑堆积、食物嵌塞，影响美观；吞咽、发音、咀嚼、呼吸等功能也可能存在异常；严重时，将会影响心理和社交。
4. 预防　维护口腔健康、定期检查、早发现、早治疗。

七　爱咬手指的小豆豆——开𬌗

小豆豆从小就有咬手指的习惯，爸爸觉得很正常，感觉很多小朋友都有这样的情况，可能长大就好了。

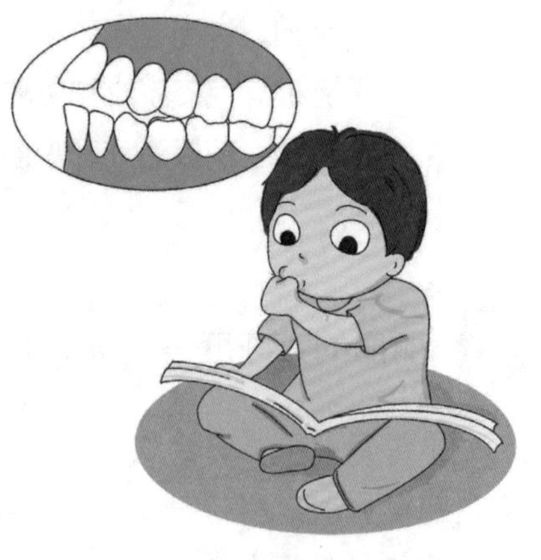

小豆豆萌出了牙齿后，这个咬手指的习惯还是没有改掉。直到牙齿全部换了以后，爸爸发现了一些异常。因为前牙咬不上，小豆豆咬比较薄的东西都不行，甚至是面条都难以咬断，有时候说话发音也不清楚。他们赶紧带着小豆豆去了医院进行检查。

医生给小豆豆诊断为开𬌗，原因是爱咬手指导致的，建议小豆豆的爸爸监督他纠正咬手指的习惯，并定期复查。

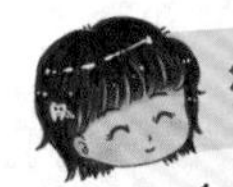

温馨提示

1. 如果您也出现了以上情况，请尽快前往正规的口腔医疗机构找专科医生进行检查和治疗。
2. 开𬌗是指上下牙列在正中牙𬌗位及下颌功能运动时在垂直方向上无接触，上下牙弓及颌骨垂直向发育异常的一种错𬌗畸形，全身因素、口腔不良习惯、后段磨牙位置异常、颞下颌关节紊乱及外伤等因素皆可导致。
3. 危害　开𬌗会影响口颌系统功能，特别是咀嚼功能及发音功能。随着开𬌗程度及范围的增大，功能受损更为严重，咀嚼肌张力不足。
4. 预防　纠正吐舌吞咽、吮指、咬下唇等口腔不良习惯，及早发现，尽早干预。

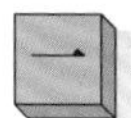

第九章　牙缺失

一　小牙缝，大烦恼——个别牙缺失

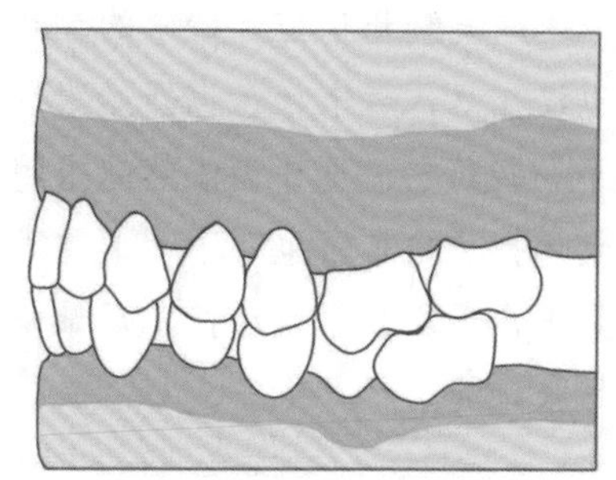

最近半年来小明吃饭后感觉自己右边上面的牙齿总嵌塞食物，很不舒适，于是他抽空来到口腔专科医院检查，医生说：“你这种情况应该是以前拔了牙，没有及时修复，长时间缺牙造成的。这颗拔了的牙的两边牙齿都向拔牙后的空位置倾斜了，下面的牙齿也伸长了。”小明这才想起，他在很多年前确实因为虫牙拔了一颗牙，当时也没在意，心想拔了就拔了呗，反正口内有那么多颗牙，可没想到现在却变成这样。

“那我现在怎么办呢？”小明问道。

医生说：“你以前拔的这颗牙的位置已经被两边的牙齿占位了，安装假牙的空间不够，每日进食后需要正确使用牙线等工具及时清理，或者你可以考虑一下是否正畸，但正畸周期长。”听到这里小明万分懊悔，早知道拔牙后应该及时来医院镶牙。

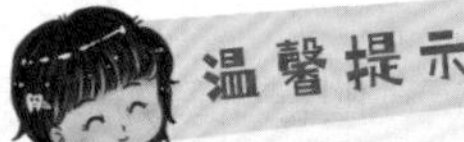

1. 如果您也遇到以上情况，请尽快前往正规的口腔医疗机构进行口腔检查和治疗。
2. 牙列缺损是指在上颌或下颌的牙列中有数目不等的牙缺失，同时仍预留不同数目的天然牙。
3. 危害　长时间缺牙可导致两侧的牙向空隙处倾斜，发生牙齿排列紊乱、相对的牙齿伸长等现象，引起咀嚼功能降低。
4. 预防　缺牙后应及时修复。

二　消失的笑容——多颗牙缺失

张婆婆今年66岁了，从前她很爱笑，任何时候见她她都是笑嘻嘻的。可是这几年她变得不爱笑了，即便是笑的时候感觉表情也有点勉强。张婆婆的儿子也察觉到了她的变化，问她是不是哪里不舒服？张婆婆不愿意给儿子增加负担，一直不说，后来在儿子的不停追问下才告诉了他。

原来从几年前开始她的牙龈在刷牙、吃东西的时候就会出血，一开始她也没在意，后来牙齿也开始跟着松动了。她到村里卫生院看过，医生给她开了一些药吃，可牙齿依然越来越松，后来上下陆陆续续掉了十来颗牙，现在大牙掉了吃东西也嚼不动，剩下的门牙不仅伸长了还松动。她想着人老掉牙是正常现象，但是牙掉了后她觉得自己突然老了很多，不爱笑了，也不好意思张口笑了。

温馨提示

1. 如果您也遇到以上情况，请尽快前往正规的口腔医疗机构进行口腔检查和治疗。

2. 牙列缺损是指上颌或下颌牙列中，在不同的部位有不同数目的牙齿丧失，牙弓内同时存在着不同数目的天然牙。

3. 危害

（1）影响咀嚼：前牙缺失影响切割食物的功能，后牙缺失影响研磨食物的功能。

（2）影响牙周：缺牙未修复可导致邻牙向间隙倾斜，出现邻牙间隙、继发龋和牙周袋等。

（3）影响发音和美观。

（4）导致颞下颌关节的病变。

4. 牙列缺损的预防

（1）加强日常口腔保健，养成正确的口腔清洁习惯。

（2）定期进行牙周基础治疗和口腔检查。

三 活动假牙您用对了吗——可摘局部义齿修复后正确使用

陈婆婆有80高龄了，身体行动不太方便，记忆也不太好，口内掉了很多牙，吃东西吃得不多。前段时间她在儿女的帮助下在口腔医院做了一副活动假牙，戴上活动假牙后，陈婆婆咀嚼食物比以前有力了，食欲也比以前好了很多。

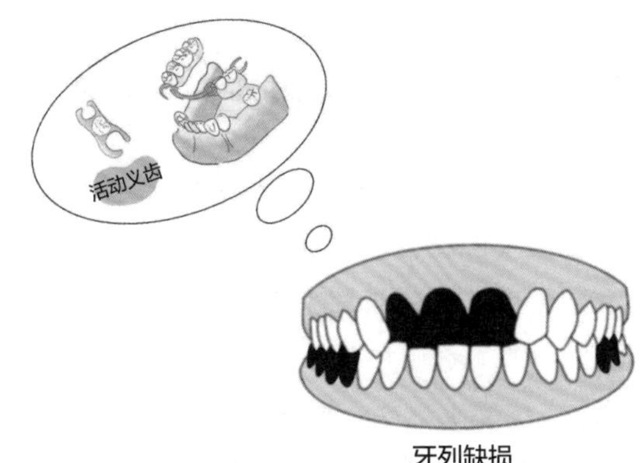

牙列缺损

因为身体原因，陈婆婆戴假牙时因手部力量不够，常将假牙放在口内后让自己牙齿咬着戴紧，饭后不常取下清洗，睡前常忘记将活动假牙取出泡在冷水中。不久后，陈婆婆觉得口内有些牙齿疼痛，部分地方黏膜有烧灼不适感，子女也常闻到陈婆婆的口臭。

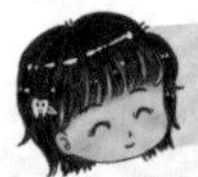

温馨提示

1. 如果您也遇到以上情况，请尽快前往正规的口腔医疗机构检查和治疗。
2. 可摘局部义齿，即人们常说的活动假牙，是一种患者能自行摘戴的用于部分牙缺失（牙列缺损）的修复体。
3. 危害　可摘局部义齿制作后须正确使用，否则会带来以下危害：义齿变形、折断；义齿过度磨耗；黏膜受损、口内余留牙受损；口腔清洁卫生不佳。
4. 预防

（1）正确佩戴和使用义齿。

（2）正确清洁：饭后取下义齿刷洗干净，用清水蘸牙膏刷洗，夜间取下活动义齿并浸泡在冷水或义齿清洁液中。

（3）在做好活动义齿的清洁维护的同时，做好口内余留牙齿的清洁卫生。

（4）如有不适，及时就医，不要自行调改义齿。

四　种植牙是一劳永逸的吗——种植义齿修复的健康维护

一次车祸让20出头的小明失去了四颗门牙，这个经历让他痛苦异常，他不敢在人前说话、吃饭，性格变得很内向。在当地口腔医院经过一系列检查后，医生说他的口腔条件适合做种植牙。小明好奇地问："医生，种植牙是骨头里重新长出一颗牙吗？"医生笑了笑说："种植牙是放一颗种植体在牙槽骨里，等3~6个月种植体和你的骨头结合好了，然后在上面镶上牙就是了。"小明接受了这种治疗。6个月过后，小明的种植牙冠已经戴上，其颜色很自然，吃饭时这牙跟自己的牙一样，也不影响说话。他想这下终于好了，一辈子都不用担心了。

小明恢复了往日的社交，抽烟、

喝酒、宿醉是他生活中的常态，有时一天都没有刷一次牙。慢慢地，他口内常有牙龈红肿，牙垢污渍滋生，种植牙的区域有些说不出来的不适。

温馨提示

1. 如果您也遇到以上情况，请尽快前往正规的口腔医疗机构进行口腔检查和治疗。
2. 种植义齿是将代替天然牙根的种植体植入颌骨，获取类似于牙固位支持的修复体。
3. 危害　种植义齿安装后，最重要的是要预防种植体周炎的发生。种植体周炎可引起种植体松动、脱落从而导致种植修复失败以及邻牙受损。
4. 预防　日常生活中注意口腔卫生，预防种植体周围炎。需注意戒烟、进食后漱口、早晚刷牙，必要时辅助使用牙缝刷、纱布条和牙线清洁邻间隙、基台等。

五　尊重生命，一路前行——颌面赝复体修复

老王最近苦闷极了，曾经以为不在意的口腔小肿块却被检查出是肿瘤。医生说为了尽可能防止病变扩散，手术不光要切掉肿块，还要切掉病变周围的牙槽骨和部分软组织。这样，手术后老王可能会出现面部塌陷、喝水时水从鼻腔漏出等现象。老王想，做手术是为了多活几年，但是这样低质量地活着又有什么意义，于是想拒绝治疗。

护士小张发现了老王的心理状况，积极地对他进行心理疏导。她告诉老王，手术切除肿瘤是第一步，一定要尊重生命，和医生一起共抗病魔。手术后你休整 3 个月到半年，待创口基本愈合，修复科医生就可以为你制作假牙了。这是一种特殊的假牙，又称为“赝复体”。这种假牙可以部分恢复你的外貌和口腔功能，让你可以和正常人一样生活，不会降低生命质量。老王听了后心里轻松了很多，表示一定会配合医生积极治疗。

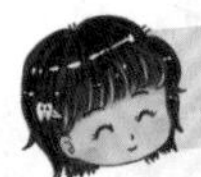

温馨提示

1. 如果您也遇到以上情况，请尽快前往正规的口腔医疗机构进行口腔检查和治疗。
2. 颌面赝复体是用人工材料制作用以修复颌面部缺损的修复体。由假体和义齿两部分组成。颌面部肿瘤切除后的患者常因术后面部塌陷、吞咽障碍、语音不清等现象造成焦虑、抑郁等心理状况，严重影响生活质量。术后行赝复体修复可以使患者的生活状况得到极大改善。
3. 危害　不进行赝复体修复的颌面部肿瘤术后的患者易出现交流障碍、进食困难、发音困难、生活质量降低的问题。
4. 预防　提高主观能动性，适应和佩戴义齿，做好重返社会的准备。

六　不合适的假牙——不良修复体

李阿姨今年56岁了，近年来，她的牙齿陆续脱落了好几颗。她儿女常年在外打工，只有过年时才回来陪她。她不想麻烦儿女带她到城里的大医院去镶牙，就一直没去看牙。去年秋天，她在村头集市买菜时发现一个小摊，摊前广告牌写着镶牙、拔牙等字，摊主是一名穿着白大褂的中年男子。她想那应该是牙科医生吧，于是上前询问镶牙。中年男子说当天可以给她镶好牙。然后他把一些瓶瓶罐罐打开一顿捣鼓。一个多小时后，李阿姨口内缺牙的地方都有牙齿了，而且男子还说这个牙齿是固定在口内的，不用每天取戴，价格也很便宜。李阿姨可高兴了，她的牙齿终于又回来了，笑起来也更自信了。

没过多久，李阿姨发现她口内老有怪味，甚至有点臭，有时候那个假牙和自己的牙齿之间会有食物嵌塞，后来她的牙龈开始红肿，甚至有点痛。她去找那个摊主的时候发现人已不在了。过年的时候，她主动要求儿女带她去医院看看。口腔专科医生告诉她口内做的不是正规的假牙，而是不良修复体。

温馨提示

1. 如果您也遇到以上情况，您需要尽快前往正规的口腔医疗机构进行口腔检查和治疗。
2. 不良修复体是在进行口腔修复治疗时，因不遵从修复治疗原则、修复材料使用不当、加工工艺不良等原因导致患者口腔软、硬组织损伤的各类修复体的统称。
3. 危害　出现疼痛、义齿咀嚼功能差、发音不清晰、食物嵌塞、义齿固位不良、面型恢复不良以及软组织病变等。
4. 预防

（1）选择正规的口腔医疗机构。

（2）佩戴修复体后请遵医嘱定期复诊、合理使用修复体以及保持口腔卫生。

七 “人老掉牙”——牙列缺失

张大爷性格很固执，但凡他认定的事情就不愿意更改。比如他口腔内的牙齿，随着年龄的增加除自行脱落和医生拔掉的牙外，已经没剩几颗牙了，这已经严重影响了他吃饭，家里人一直劝他去医院镶牙，他却固执地认为要等所有牙齿脱落完了才镶牙。他觉得人老掉牙是正常现象，如果没掉完就去镶牙，就是在浪费钱。家里人拿他也没办法，就这样，在他70岁的时候口内的牙齿终于全部脱落了，他终于同意镶牙了。

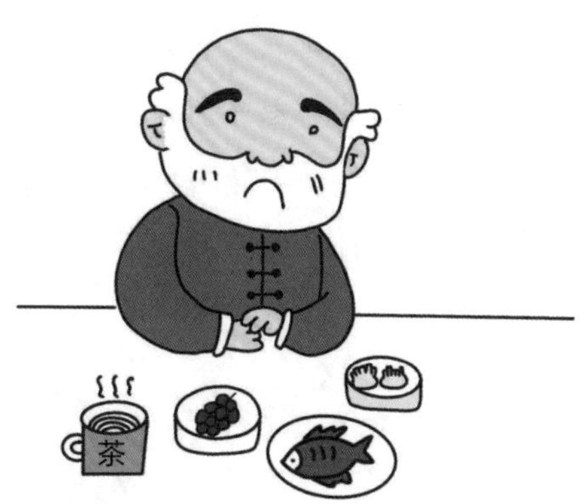

到医院后，医生检查后告诉他，由于有些牙齿脱落时间过长，相应部位的牙槽骨已经有吸收，下半口牙槽嵴的位置很低平，做活动假牙可能会固位不良。张大爷这时才有点后悔了。

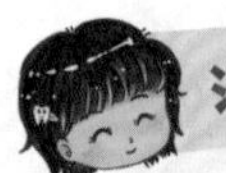

1. 如果您或您的家人遇到以上情况，请及时到正规的口腔医疗机构进行检查和治疗。
2. 牙列缺失是指整个牙列所有天然牙（包括牙根）全部缺失。
3. 危害　导致唇颊部萎陷、面部苍老、咀嚼食物困难，口齿发音不清，长期不能咀嚼会导致人营养不良，身体抵抗力逐渐降低。
4. 预防

（1）养成良好的口腔卫生习惯，按时刷牙、少摄入糖分过高的食物。

（2）出现牙齿变黑、缺损、松动、脱落的情况，及时前往口腔医疗机构检查和治疗。

八　重新“长”出的好“牙”——全口义齿修复

小明的爷爷今年80岁了，口内的牙齿不是掉了就是断了，吃饭很困难。小明带着爷爷去口腔医院镶牙。医生说口内剩余的几颗牙根要拔除了才能安装活动假牙。爷爷一听要拔牙，就明确表示不愿意继续治疗。他回去后自己在镇上找了一个“医生”，按照他的想法给他做了一副活动假牙。但是做好的活动假牙他戴上后一直感觉疼，牙龈红肿不能咀嚼食物。

小明得知后带着爷爷来到了正规的口腔医院进行检查，医生告诉他疼痛是因为口内还有残余的牙根没有拔除引起的。这时爷爷终于同意拔牙了，在拔掉口内剩下的牙根并等伤口愈合后，小明带着爷爷在医院做了一副全口活动假牙。戴上活动假牙一段时间后，爷爷觉得这个假牙就合适了，牙龈不再疼痛，吃饭有胃口，睡觉也香了，逢人都是笑眯眯。

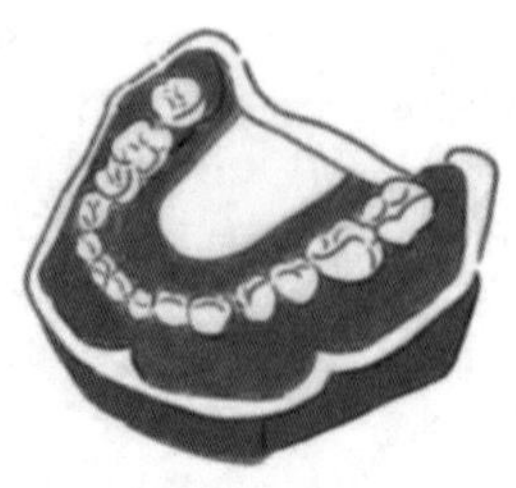

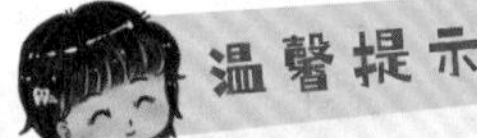

1. 如果您或您的家人遇到以上情况，请及时到正规的口腔医疗机构进行检查和治疗。
2. 全口义齿由人工牙和基托两部分组成。人工牙附着在基托上，恢复缺失牙的形态和咬合。基托吸附在支持组织上，使义齿获得固位和稳定，并将人工牙咬合产生的咬合力传导至支持组织，同时还有恢复缺损牙槽嵴组织形态的作用。
3. 危害　不正确全口义齿修复会出现义齿不适、口腔黏膜炎症及损伤等。
4. 预防

（1）做好修复前的口腔准备：拔除口腔内未经过治疗的残根，外科修整口内尖锐的骨尖、过大的组织倒凹、增生的软组织、松软的牙槽嵴等。

（2）定期复诊。

九　扔掉的假牙——全口义齿的初戴适应

张大爷在医院做了一副全口活动假牙，本想着戴着这副牙齿，他就能像以前一样吃他最爱吃的红烧排骨、辣子鸡等这些美食了。可是当他戴上后进食时并没有他预期的效果，排骨里的脆骨嚼不动，使劲嚼几下后假牙下后牙

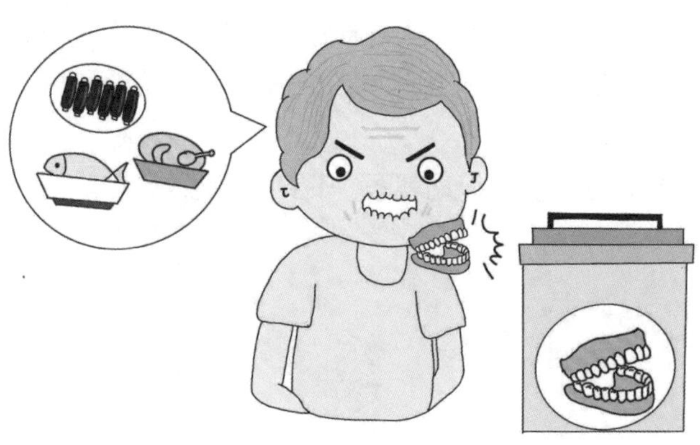

的牙龈就磨出了水疱，让他不敢再用那边嚼东西。而且戴上假牙后，总感觉口腔里很不舒服，说话含含糊糊的，发音不清，一不小心，下面的半口牙齿就会掉下来，这让他很尴尬。他很生气，感觉口腔医生骗了他，一怒之下，就把假牙扔垃圾桶了。

张大爷的儿女知道后，带着他去医院找医生，医生耐心告诉他佩戴活动假牙要逐步适应，可以按需调整，能够帮助他恢复咀嚼功能。张大爷知道后这才恍然大悟，又重新制作了一副假牙。

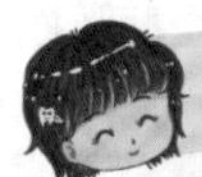

温馨提示

1. 如果您或您的家人遇到以上情况，请及时到正规的口腔医疗机构进行检查和治疗。
2. 全口义齿是黏膜支持固位的义齿，主要靠基托吸附在支持组织上，使义齿获得固位和稳定。义齿使用有一个逐步适应的过程。
3. 危害　不正确使用全口义齿会造成软组织的疼痛、固位不良、发音障碍、恶心、咬颊、咬舌、咀嚼功能恢复不良等。
4. 预防

（1）正确佩戴和使用义齿，戴后先将义齿放入口内，练习吞咽后用后牙咬住的动作以及练习发音。待习惯后，方可用义齿咀嚼食物，先吃软的小块食物，用两侧后牙咀嚼食物，不用前牙咬切食物，且咀嚼运动要慢。锻炼一段时间后，再吃一般的食物。

（2）正确清洁：饭后取下义齿刷洗干净，用清水蘸牙膏刷洗；夜间取下活动义齿并浸泡在冷水或义齿清洁液中。

（3）在做好活动义齿的清洁维护的同时，做好口内余留牙齿的清洁卫生。

（4）如有不适，及时就医，不要自行调改义齿。

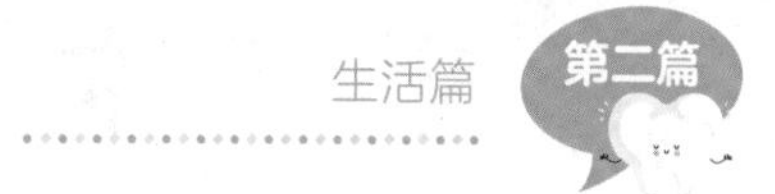

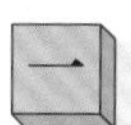

第十章　全身疾病与口腔疾病症状

一　糖友更应关注的牙周问题——伴糖尿病的牙周病

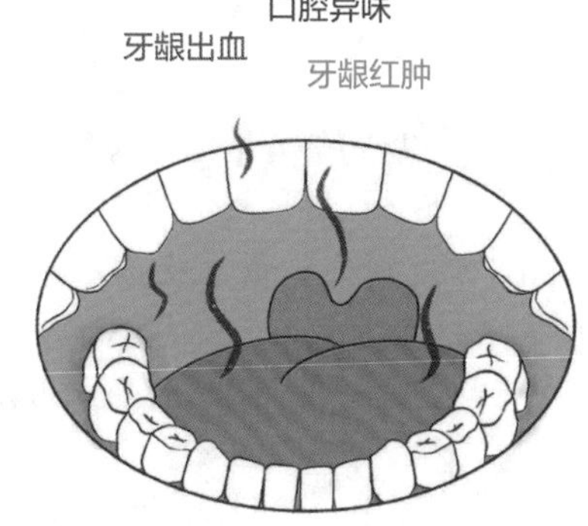

“哟，老王，你又在吃什么好吃的了？”张大爷笑眯眯地望着隔壁家王大爷。王大爷是出了名的“好吃嘴”，天天胡吃海喝又不爱运动。

“哈哈，最近牙口不太好，没吃什么，也就吃点甜品、糕点啥的。”王大爷举着手里的糕点乐呵呵地回答。“你这吃的什么呀？嘴里味道那么重呢，看你糕点上怎么还有血迹呀？”王大爷刚一开口，张大爷皱着眉，用手捂住了鼻子。看着满眼嫌弃他的张大爷，王大爷心里不舒服了。急忙回家对着镜子一照，发现牙龈又红又肿还在渗血，想起周围朋友常说自己嘴里有股异味。

王大爷急忙到口腔医院去检查，医生了解了王大爷的基本情况后，给他进行口腔检查，发现王大爷牙周组织炎症严重，龈缘红肿呈肉芽状增生，牙周袋有溢脓等症状还伴有严重的口腔异味。随后医生建议王大爷先进行血液检查，尤其是血糖的检测。“我的牙周情况不好，关心我血糖干嘛？牙周疾病与血糖有啥关系？”老王抑制不住内心的好奇，问出了口。

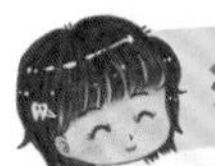

温馨提示

1. 如果您也遇到以上情况，请尽快前往正规的口腔医疗机构进行口腔检查和治疗。
2. 糖尿病患者更容易患上牙周炎，风险比健康人群更高。牙周炎也增加了血糖的控制难度，牙周炎被认为是糖尿病的第六大并发症。
3. 危害　伴糖尿病的牙周病患者抗感染能力差，牙周治疗效果较

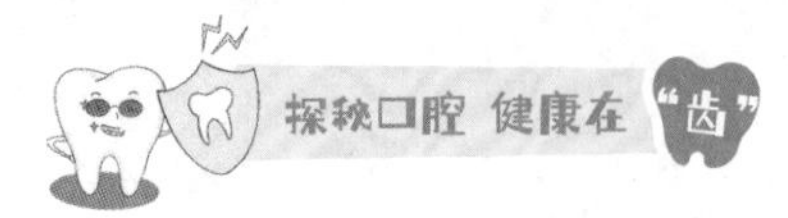

差，容易复发。

4. 预防

（1）控制血糖，积极进行牙周治疗。

（2）保持口腔卫生，定期进行口腔检查。

二 准妈妈的苦恼——妊娠期龈炎

“嘶，痛！”饭桌上的小红又一次放下了碗筷，眼泪汪汪地望着自己的老公。怀孕31周的小红牙龈最近老是发炎、红肿、出血，门牙的牙龈最近几天更是肿得越来越厉害，都长成了一个“小包”，严重影响自己吃饭，一不小心就会触碰增生的牙龈，引起疼痛和出血。

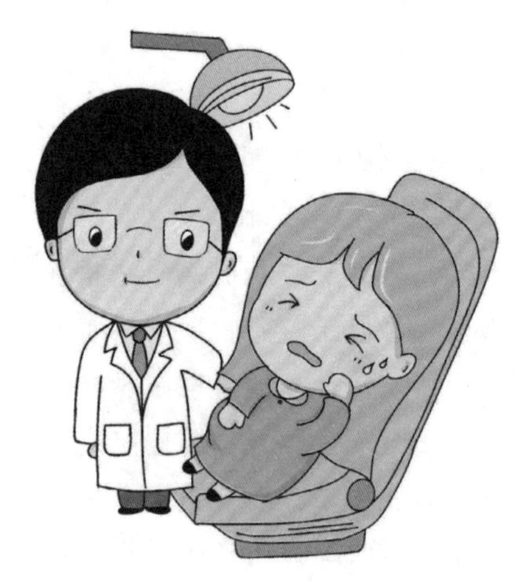

“要不我们去口腔医院看看吧？”老公心疼地看着媳妇担心不已。小红犹豫了，担心自己无法吃饭会影响到宝宝的发育，同时也害怕医院的相关治疗会对宝宝有影响，这可怎么办呢？

温馨提示

1. 如果您也遇到以上情况，请尽快前往正规的口腔医疗机构进行口腔检查和治疗。
2. 妊娠期龈炎　指妇女在妊娠期间，由于女性激素水平升高，原有的牙龈慢性炎症加重，使牙龈肿胀或形成龈瘤样的改变，分娩后病损可自行减轻或消退。
3. 危害　加重牙龈炎症反应。

4. 预防

（1）建议怀孕前做好口腔检查。

（2）保持良好口腔卫生。

（3）怀孕后合理饮食、均衡营养摄入，多吃粗纤维食物有助于牙齿清洁，少吃甜、酸性食物。

（4）孕期定期口腔检查，每隔 1～2 个月到医院进行一次口腔检查，早发现、早治疗，孕期治疗口腔疾病的最佳时期是 4～6 个月。

三 长不好的拔牙窝——双膦酸盐性颌骨坏死

李阿姨自 50 岁以后，经常有骨痛等症状，去医院查看后被诊断为骨质疏松，医生给她开了多种药物，服药后骨痛的症状有所好转。

一个多月前，她发现她口内右边下面倒数第二颗牙齿松动了。她去了家附近的一家口腔诊所看牙，医生告诉她这颗牙已经不能留了，需要拔牙。李阿姨当天在诊所里拔了牙，转眼一个月过去了，她的拔牙创口一直没有愈合，右下颌骨区域有肿胀和疼痛的感觉，拔牙诊所的医生建议她服用抗生素，她服用后也未得到明显缓解。于是，她辗转来到当地一家口腔专科医院，医生仔细询问了她的病史，发现她已持续 3 年服用治疗骨质疏松的双膦酸盐类药物。于是医生告诉她拔牙创口不愈合可能是由于服用双膦酸盐类药物造成的骨坏死。

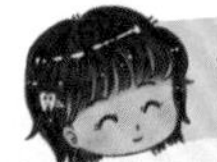

温馨提示

1. 如果您也遇到以上情况，您需要尽快前往正规的口腔医疗机构进行口腔检查和治疗。

2. 双膦酸盐性颌骨坏死是指口腔颌面部存在 8 周以上未愈合的骨面暴露，且患者正在接受或接受过双膦酸盐类药物治疗，但无头颈部放疗史，是使用双膦酸盐类药物引起的严重不良反应。

3. 危害　双膦酸盐性颌骨坏死可出现颌骨暴露、无法愈合，伴有疼痛，周围软组织炎、继发感染或瘘管形成，从而影响患者进食，降低其生活质量，增加心理负担。

4. 预防

（1）维护口腔卫生，树立良好的口腔卫生观念，合理采取口腔保健措施。

（2）进行口腔治疗时请告诉牙科医生您的疾病史和服药史。

（3）建议在使用双膦酸盐药物治疗前、过程中及治疗后定期接受口腔专科检查。

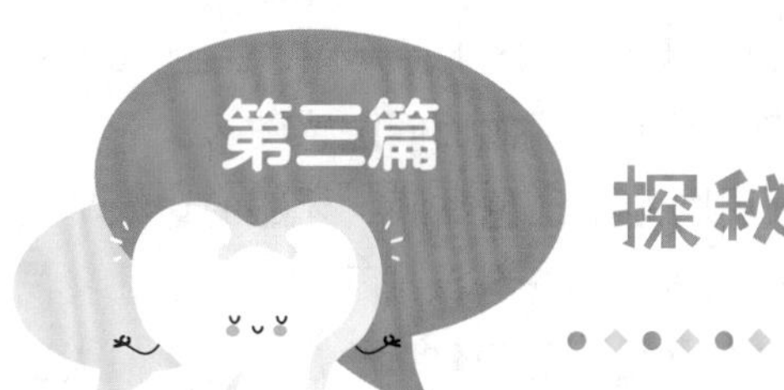

第三篇 探秘篇

第一章 基础知识

第一节 探秘口腔结构

口腔是消化道的起始部，由唇、颊、腭、舌、口底等器官组成，具有咀嚼、吮吸、吞咽、消化、辅助发音与辅助呼吸等生理功能。当我们将上下牙齿轻轻咬合闭口时，由上下颌牙列、牙龈及牙槽骨将口腔分为两个部分，分别是前外侧部的口腔前庭及后内侧部的固有口腔。

（一）口腔前庭

口腔前庭指唇、颊、牙列、牙龈及牙槽骨弓之间形成的“铁蹄形”腔隙。

1. 唇 唇分为上唇及下唇，唇的左右两端称为口角。上、下嘴唇皮肤与黏膜的移行区，称为唇红，该处也是女性化妆时涂抹口红的部位。上唇正中的纵行浅沟称为人中，人中的上中 1/3 交点为人中穴，是一处急救穴位。唇主要的作用是感知温度和触觉，协助摄食和转运食物，防止食物从口中溢出。当我们用手轻轻将上下嘴唇牵拉开，所观察到牙槽弓正中间的扇形或线形黏膜小皱襞称为上、下唇系带。随着牙齿的萌出及牙槽骨的发育，唇系带会逐渐退缩。如果唇系带未正常退缩，仍附着在原来位置上，则会在正中门牙间形成裂隙，若不及时纠正，会影响其他牙齿的正常萌出，造成牙列不齐。

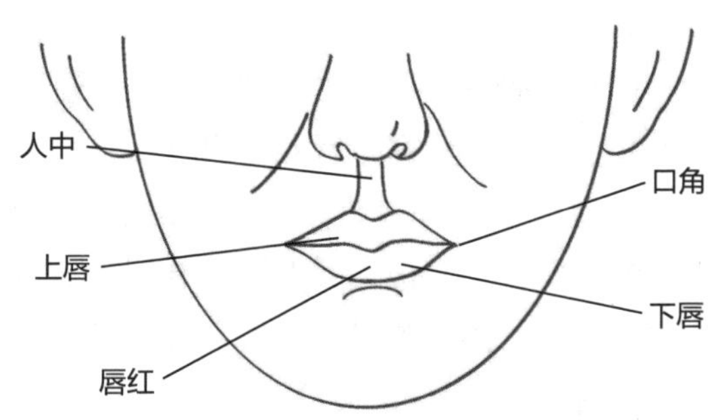

2. 颊　即我们时常所说的脸颊，其组织疏松且有弹性，一旦发生感染，感染灶可通过相连的蜂窝组织扩散，从而形成颌面间隙感染。

3. 牙龈　指紧贴于牙槽骨及牙颈周围的淡红色黏膜，牙龈的边缘呈波浪状，称为龈缘，龈缘突入牙齿之间的部分称为龈乳头或牙间乳头。在我们日常进食过程中，牙龈很容易遭受食物的摩擦，导致红肿、出血等，但损伤后一般恢复较快。当牙结石、牙菌斑等附着于牙齿表面，极易引起牙龈炎，其主要表现为牙龈的反复出血、红肿。若牙龈反复出血及红肿得不到有效治疗，就会进一步发展形成牙周病，此后会出现牙槽骨吸收、牙龈萎缩、牙缝变宽等现象，直至出现牙齿松动、脱落就诊，而此时已错过最佳治疗时机。

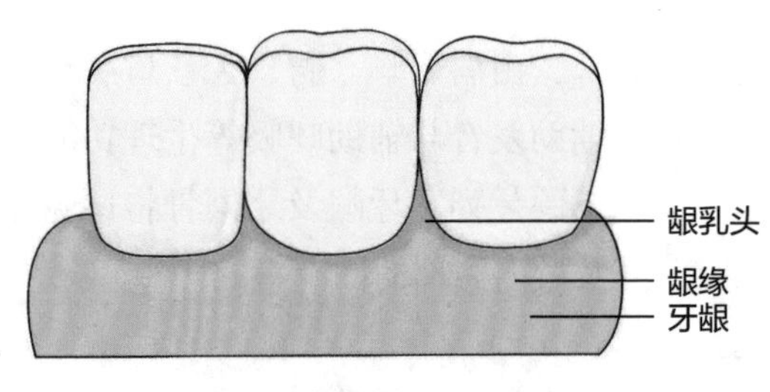

牙龈解剖图

（二）固有口腔

固有口腔是口腔的主要部分，上为硬腭及软腭，下为舌及口底，前界和两侧界为上、下牙列，后界为咽门。

1. 腭　又名口盖，分为前 2/3 的硬腭和后 1/3 的软腭，分隔了口腔和鼻腔，参与发音、言语、吞咽及咀嚼等活动。当腭部发生缺损时，口腔与鼻腔直接相通，从而导致吸吮、发音等功能障碍，此类患者即临床上比较少见的腭裂患者。

（1）硬腭：呈穹隆状，主要结构为骨骼，位于腭前 2/3，介于鼻腔和口腔之间。硬腭部的主要作用是将口腔和鼻腔分隔开，避免口腔食物进入鼻腔或鼻腔分泌物进入口腔，对口腔清洁的保持具有重要作用。

（2）软腭：呈垂幔状，主要是由肌肉组成肌环，位于腭后 1/3。软腭的主要作用是发音、言语、吞咽等功能。当我们张大嘴时所看到的软腭中央伸向后下方的舌状突起，称为腭垂，又称悬雍垂。悬雍垂就是我们生活中所说的“小舌头”，其过于肥大可导致睡眠打鼾，需要引起我们的重视。

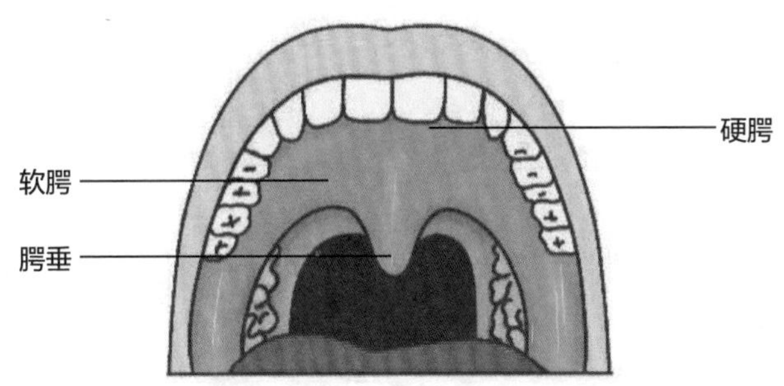

2. 舌 是口腔内重要器官。舌分为三个部分：上面拱起的舌背、下面的舌腹、两面之间的肌层。舌参与言语、咀嚼、味觉和吞咽等重要功能活动。舌前 2/3 位于口腔内，称为舌体。舌后 1/3 参与咽前壁的构成，即舌根。当我们卷起舌头说“2”时，可以看到舌体下面的舌腹正中有一黏膜皱襞与口底相连，该黏膜皱襞即为舌系带。舌系带过长或过短都可能造成言语、吸吮、咀嚼等障碍，可在 1 ~ 2 岁时行舌系带矫正术。

3. 口底 指舌体及口底黏膜以下，下颌舌骨肌及舌骨肌之上，下颌骨体内侧面与舌根之间部分，表面为黏膜所覆盖。简单地说，当我们张嘴将舌头翘起时，能看到的舌下区域均称为口底。由于口底组织疏松，在外伤或感染时容易形成较大血肿、水肿、脓肿等，将舌抬起推向后上方，造成呼吸困难或窒息，应引起警惕。

第二节 探秘牙的旅程

牙的发育是一个连续的过程，包括生长期、钙化期和萌出期三个阶段。生长期主要是牙胚组织的形成、生长，在显微镜下才能看到。钙化期即牙胚上出现钙盐沉积、基质变硬，牙胚逐渐钙化。随着不断的钙化、发育，牙胚逐渐穿破牙囊和牙龈而显露于口腔，此现象称为“出龈”。从牙冠出龈至上、下牙咬合接触的全过程称为萌出。乳牙或恒牙的萌出过程存在一定的规律：①在一定的时间内，按照一定的顺序，左右成对萌出；②一般情况下，下颌牙的萌出略早于上颌同名牙；③女性同名牙的萌出略早于男性。

（一）牙的组成

牙齿又称牙体，从牙的外观看，牙由牙冠、牙根和牙颈三部分构成。

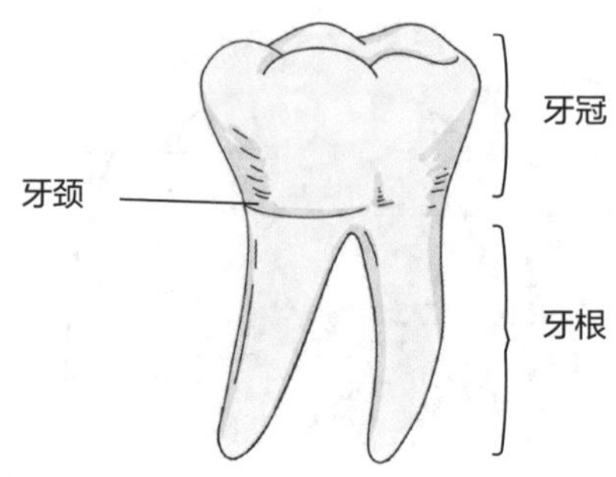

1. **牙冠**　牙体外层被牙釉质覆盖的部分称为牙冠，是牙发挥咀嚼功能的主要部分。我们张口微笑时见到的“牙齿”即是牙冠的一部分。牙冠的形态与牙的功能相互制约、相互影响。前牙牙冠形态简单，邻面呈楔形，其功能主要与切割食物及发音有关；后牙牙冠形态复杂，其功能主要与咀嚼活动有关。

2. **牙根**　牙体被牙骨质覆盖的部分称为牙根。牙根被埋藏于牙槽骨中，是牙体的支持部分，起稳固牙体的作用。牙根的形态和数目随牙齿的功能不同而有所差异。切牙及尖牙用以切割和撕裂食物，多为单根；磨牙用于磨细食物，功能复杂，多为双根或多根。牙根的数目及形态对牙髓病的治疗及拔牙操作具有一定临床意义。

3. **牙颈**　牙冠与牙根交界处形成的弧形曲线即为牙颈。

（二）牙体组织的组成

从牙体剖面形态看，牙体主要由牙釉质、牙本质、牙骨质及牙髓构成。

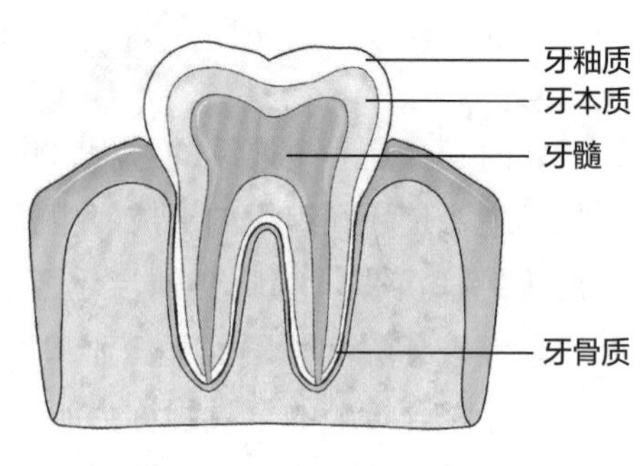

1. **牙釉质**　是覆盖于牙冠表层、半透明的白色硬组织，是最坚硬的牙体组织，具有耐压、耐磨、硬度高的特点。牙釉质无感觉神经，无法感受外界对其伤害。

2. **牙本质**　牙本质的硬度较牙釉质低。作用为保护内层牙髓，支持其外部的牙釉质。其内部有一空腔称为髓腔，髓腔内充满牙髓组织。牙本质内有牙髓神经末梢，是痛觉感受器。当牙本质暴露时能感受外界刺激，产生酸痛反应。

3. 牙骨质 是覆盖在牙根表面的矿化硬组织，是维持牙和牙周组织联系的重要结构。牙骨质呈淡黄色，比牙本质颜色略深，硬度低于牙本质。

4. 牙髓 是牙体组织中唯一的软组织，充满于髓腔内部。牙髓富含丰富的血管、淋巴管和神经，其主要功能是形成继发性牙本质，也具有营养、感觉、防御、修复功能。牙髓内神经纤维丰富，对外界刺激非常敏感，稍微刺激即可引起无法定位的剧烈疼痛。

（三）人的两副牙齿——乳牙和恒牙

1. 乳牙的萌出 乳牙开始萌出的时间一般在婴儿出生后 6 个月左右，2 岁 6 个月左右长齐 20 颗乳牙。乳牙一般萌出顺序为：乳中切牙→乳侧切牙→第一乳磨牙→乳尖牙→第二乳磨牙。乳牙的萌出顺序常与遗传、全身状况、内分泌等因素有关，一般不会造成不良影响。

2. 乳牙与恒牙的更换 第一恒磨牙在 6 岁左右萌出，也称“六龄牙”，该牙是我们口腔中最早出现的恒牙，不替换任何乳牙。正常情况下，全口恒牙共 32 颗。受到生活环境、遗传等因素的影响，近现代人的第三磨牙有退化现象，因此口腔内恒牙数目为 28 ~ 32 颗均属正常。

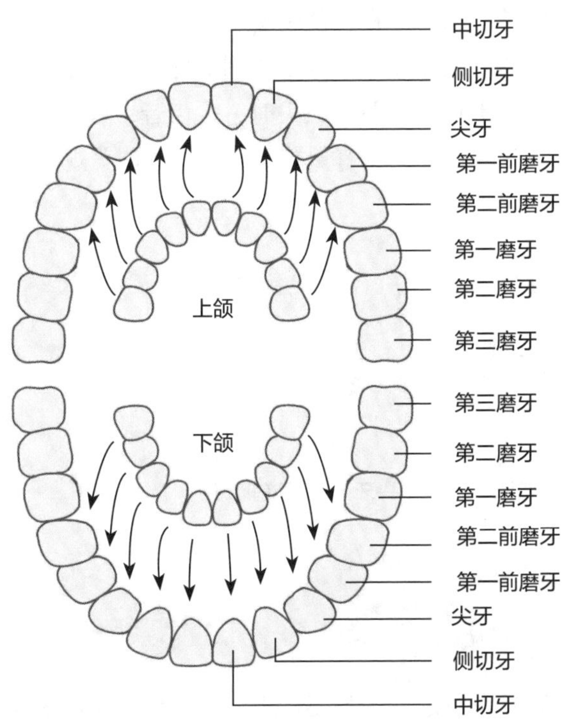

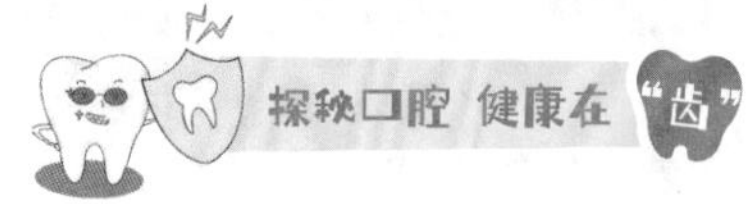

（四）牙的形态及功能

1. 乳牙的形态及功能 乳牙分为乳切牙、乳尖牙及乳磨牙 3 类。乳牙包括 8 颗乳切牙、4 颗乳尖牙及 8 颗乳磨牙。各牙均与同名恒牙功能相似，其形态有差异，主要表现在以下几方面：不同于恒牙的乳黄色，乳牙呈乳白色；乳牙牙冠短，整体形态较小；乳前牙较小、乳磨牙较大；乳牙的咬合面不如恒牙典型。

2. 恒牙的形态及功能 根据牙的功能特性恒牙可分为切牙、尖牙、前磨牙及磨牙 4 类。切牙位于口腔前部，上下左右共 8 颗，牙冠简单，正面呈梯形、侧面呈楔形，切端薄，具有切割食物的功能。尖牙位于口角处，上下左右共 4 颗，牙冠较厚，正面呈五边形，侧面呈楔形，切端有一长且大的牙尖，具有穿刺和撕裂食物的功能。前磨牙位于磨牙与尖牙之间，上下左右共 8 颗，牙冠呈立方形，正面呈五边形，侧面呈四边形，咬合面有 2 尖，可协助尖牙撕裂食物，也具有捣碎食物的功能。磨牙上下左右一般为 8 ~ 12 颗，牙冠体积大，呈立方体形，正面呈梯形，侧面呈四边形，咬合面大，有 4 ~ 5 个牙尖，具有磨细食物的作用。可见，食物进入口腔后，经过切牙的切割、尖牙的撕裂、前磨牙和磨牙的捣碎及磨细等一系列机械加工，同时与唾液混合，形成食团，便于吞咽。牙在行使咀嚼功能时，可刺激颌面部正常生长发育，增进牙周组织的健康。牙在牙列中排列的位置对言语的清晰程度与发音的准确性有着重要的影响。当前牙缺失时，舌齿音、唇齿音、齿音等的发音均会受很大影响。此外，牙还具有保持面部形态协调美观的功能。

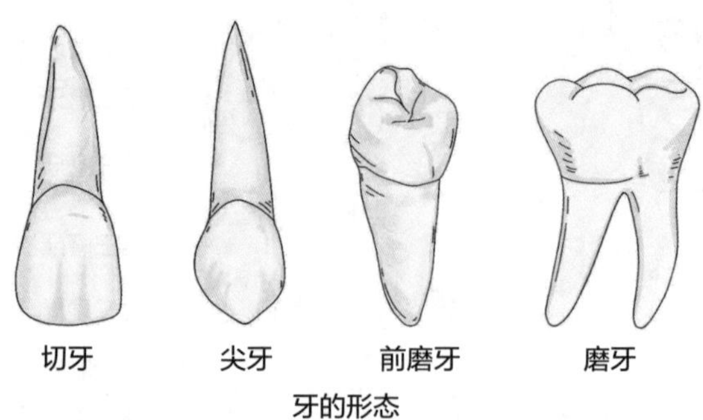

牙的形态

第三节 探秘口腔疾病

口腔健康是居民身心健康的重要标志，口腔疾病是影响居民健康的常见病、多发病，它不仅影响口腔的咀嚼、发音等生理功能，还与脑卒中、心脏病、糖尿病、消化系统疾病等全身系统疾病密切相关。我们日常生活中常见的口腔疾病包括龋病、牙髓病、牙周病及口腔黏膜病等。

（一）龋病

龋病即我们日常生活中所说的“虫牙”，然而，牙齿的龋坏并非虫子引起，而是一种以细菌为主的多种因素影响下，发生在牙体的慢性、进行性、破坏性疾病，“虫牙”中的“虫”其实指细菌。龋病是一种发病率最高的慢性口腔疾病，已被世界卫生组织列为三大重点防治疾病之一。当我们患有龋病时，主要临床表现为牙齿颜色、质地及形态的进行性变化。当龋坏局限在牙冠时，我们一般无自觉症状。如不及时治疗，龋坏可进一步发展形成龋洞。未经治疗的龋洞并不会自行愈合，其最终会进展成牙髓炎、根尖周炎，严重者可致该牙缺失。龋病的治疗主要以终止病变发展、恢复牙齿的外形及功能、维持牙列完整性为原则。只有通过定期检查才能发现早期龋病，及时治疗效果往往较好，越往后治疗越复杂、费用越高、效果越差。

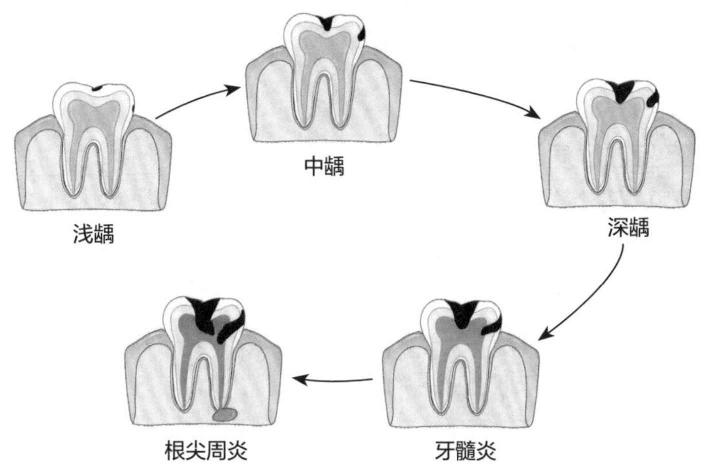

（二）牙髓病

牙髓位于牙髓腔内，是牙体组织中唯一的软组织。当龋病进一步进展侵袭到牙髓时，就会发生牙髓病。牙髓一旦受到损伤即难以恢复，并且容易产生疼痛。老百姓口中的“牙痛不是病，痛起来要命”，常系急性牙髓炎所致，其主要特点是牙齿的剧烈疼痛。牙髓病常通过盖髓术、根管治疗术等治疗方法，保存具有正常生理功能的牙髓或保留患牙。牙髓病如果不及时治疗，炎症进一步发展，可能会导致更严重的根尖周病。

（三）牙周疾病

牙周疾病主要分为两大类，一类是牙龈病，主要是由口腔内细菌引起的炎症，即菌斑性牙龈炎。牙龈炎主要表现为牙龈出血，可治愈，但易反复发生。第二类是牙周炎，指发生在牙周支持组织上的炎症性感染，是成人牙齿丧失的首位原因。牙周炎是牙龈炎进一步发展的结果，可出现牙龈红肿出血或退缩、牙齿松动、移位、口腔异味等。及时治疗可控制病变，但需长期维护，否则病情会加重或复发。

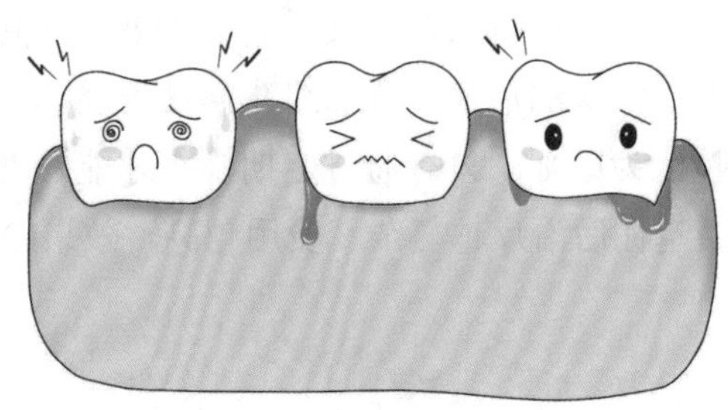

牙周病

（四）口腔黏膜病

口腔黏膜病是指发生在口腔黏膜及软组织上的类型各异、种类繁多疾病的总称，其常见临床表现包括糜烂、溃疡、斑块、脓疱、结节等。其中，溃疡在老百姓日常生活中最常见，但病因尚未完全明确。溃疡中最常见的是复发性阿弗他溃疡，在人群中患病率达 10%～25%，具有周期性反复发作和自限性等特点，可发生于口腔黏膜的任何部位，一般 7～10 天可自行愈合。其临床典型表现为圆形或椭圆形溃疡，具有“红、黄、凹、痛”的特征，即溃疡周围有窄的红晕、表面覆盖有黄白色假膜、中间凹陷、疼痛明显。复发性阿弗他溃疡的治疗方法包括局部治疗及全身治疗，局部治疗主要是对症治疗、改善症状，如使用膜剂、软膏、凝胶、含漱剂及散剂等，也可行局部封闭治疗；全

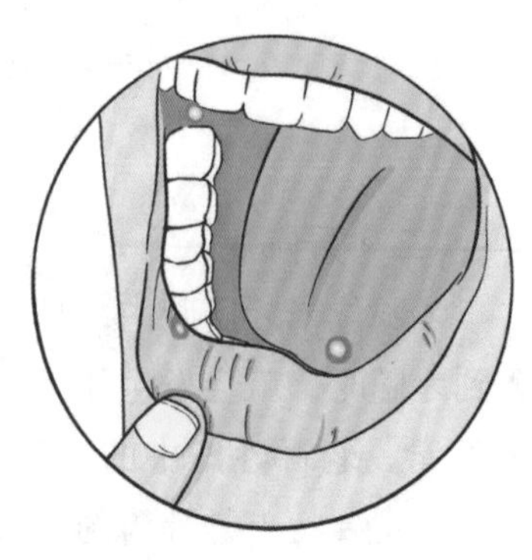

身治疗主要是对因治疗、减少复发，如使用糖皮质激素、免疫抑制剂等，也可行中药治疗。

第二章 保健知识与技能

第一节 日常生活中的口腔保健

口腔健康是全身健康的基础，世界卫生组织（World Health Organization）制定的口腔健康标准为："无口腔颌面部慢性疼痛、口咽癌、口腔溃疡、先天性缺陷如唇腭裂、牙周（牙龈）疾病、龋病、牙齿丧失以及影响口腔的其他疾病和功能紊乱"。为了保持口腔健康，选择适宜的口腔清洁护理用品非常关键。

口腔清洁护理用品是指以洗刷、含漱、涂擦、喷洒、刮擦、贴或者其他类似的方法作用于我们的牙齿、口腔黏膜或义齿，以达到清洁或减轻不良气味，修饰维护使之保持良好状态的一类日用产品。本书中着重介绍我们日常使用的口腔清洁护理用品，包括牙膏、牙刷、牙间刷、牙线、牙签、冲牙器、口腔清洁护理液、舌刮器。

（一）牙膏

牙膏是由摩擦剂、保湿剂、增稠剂、发泡剂、芳香剂、水和其他添加剂（含用于改善口腔健康状况的功效成分）等为主要原料混合组成的膏状物质。其基本功能包括清洁口腔、减轻牙渍、洁白牙齿、减少牙菌斑、清新口气、清爽口感、减少口腔细菌及维持口腔健康。

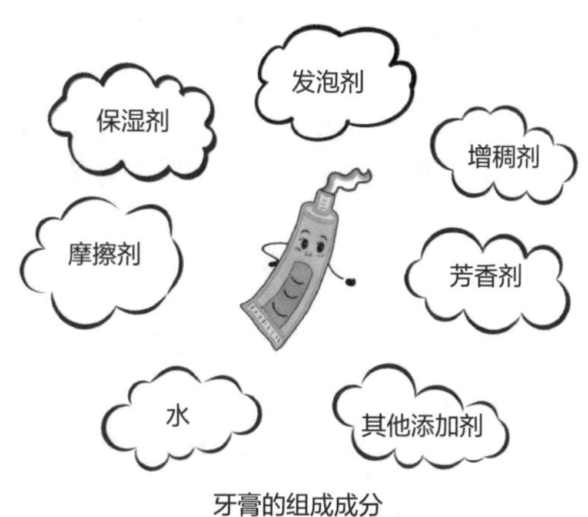

牙膏的组成成分

1. 牙膏的种类有哪些？

目前我国市面上的牙膏大致分为普通牙膏和功效牙膏两大类。普通牙膏的成分及其作用是什么？

成分类别	成分
保湿剂	甘油
	磷酸钙
	山梨醇
摩擦剂	碳酸钙
	丙二醇
	焦磷酸钙
增稠剂	羧甲基纤维素
	钠、镁、铝硅酸盐复合体
发泡剂（表面活性剂）	十二醇硫酸钠
	脂肪硫酯钠
	月桂酰肌氨酸钠
	月桂醇硫酸酯钠盐
芳香剂	薄荷、薄荷油、香芹酮、丁香酚、冬青油等
	二氧化硅
	不溶性偏磷酸钠
	蔗糖脂肪酸酯
水	蒸馏水、去离子水

成分	作用
摩擦剂	是牙膏的主体原料，与牙刷配合，通过摩擦作用，使牙面光洁，有助于清除菌斑及外源性色素沉着
保湿剂	维持一定湿度使牙膏呈膏状，防止空气中脱水，延迟变干，分散或溶解其他制剂，有助于制得防腐稳定的膏体
增稠剂	稳定膏体，避免水分同固相成分分层
发泡剂	降低表面张力，增进洁净效果，浸松牙面附着物，使残屑乳化和悬浮，发泡利于除去食物残屑，起抑菌作用
芳香剂	改善口感和味道，减轻口臭，口腔留下愉快、清新、凉快感觉
水	作为溶媒、介质，起溶解作用

牙膏的成分和作用

功效牙膏是什么？

普通牙膏：指仅含有基本成分的牙膏，仅有去污、洁净的功能，适用于所有人群

功效牙膏：是在普通牙膏中添加了某些功效成分，使之除具有牙膏的基本功能外，兼有预防和减轻某些口腔问题、促进口腔健康的牙膏

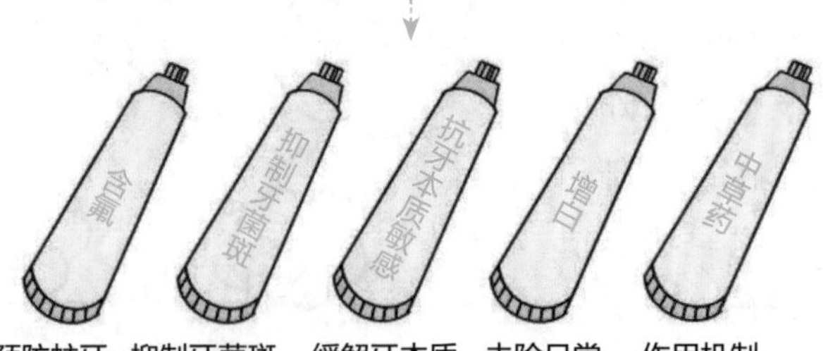

含氟	抑制牙菌斑	抗牙本质敏感	增白	中草药
预防蛀牙坚固牙齿	抑制牙菌斑，减轻牙龈红肿、出血等炎症表现	缓解牙本质敏感症状	去除日常饮食或吸烟带来的色素附着	作用机制不十分清楚

功效牙膏的种类和作用

目前，含有各类活性成分的功效牙膏已在世界范围内广泛应用，几乎完全取代了普通牙膏。现在工业化国家生产和销售的含氟牙膏已占市场份额的80%～90%以上。

2. 如何选择牙膏？

可根据个人的口腔情况，结合牙膏的功效、香型、价格、外观、品牌等进行选择，其中较为重要的是牙膏的功效与安全性、专业人员与机构认可程度，其次是香型的可接受程度和价格的可承担能力。

含氟牙膏有明显的防龋效果，其在世界范围的广泛应用是龋病发病率大幅度下降的主要原因之一。使用含氟牙膏刷牙是安全有效的防龋措施，特别适合于有患龋倾向的儿童和老年人使用。长期应用含某些广谱抗菌药物和化学制剂的牙膏，需要在医生指导下使用。

但应该注意的是，牙膏不是药只能在一定程度上预防口腔疾病，而不能治疗口腔疾病，有了口腔疾病应该及时就医治疗。

3. 如何使用牙膏？

牙膏是涂抹在牙刷上，借助牙刷的机械摩擦作用而起到它的作用。6岁以上的儿童和成人每次刷牙时只需用大约1g（长度约1cm）的膏体即可，3～6岁儿童每次只需豌豆大小的牙膏量。

（二）牙刷

牙刷是工作部分具有刷丝，与牙膏配合使用，用于清洁口腔表面的口腔清洁护理用具。

1. 牙刷的种类有哪些？

按照目标消费群体分为成人牙刷、儿童牙刷；按刷丝种类分为普通刷毛牙刷、磨尖丝牙刷、注胶毛牙刷；按抗菌功能分为抗菌牙刷、非抗菌牙刷；按驱动方式分为手动牙刷和电动牙刷等。本书中着重讲解手动牙刷和电动牙刷。

（1）手动牙刷：这是人们通常说的牙刷，由刷头、刷颈和刷柄三部分组成，刷头处植有刷毛，刷毛呈束状排列，称为刷毛束。

1）刷头：外形应光滑，无锐边、无毛刺。形状分为长圆形、尖圆形、小圆形、椭圆形、小长方形、菱形等。刷毛的排列形式有平面型、波浪型、半球型、中凹型、交叉型等。刷毛的材料多为尼龙丝，优点是制造可塑性好、不吸水、细软、回弹力好、易洗涤和干燥、无味。刷毛一般分为硬毛、中软毛、软毛和超软毛。刷毛太硬可能损伤牙面和牙龈；超软毛的牙刷容易进入龈缘下和牙间隙，但清除效果不佳；中软刷毛柔韧易弯，能进入龈缘以下和牙间隙清除菌斑。

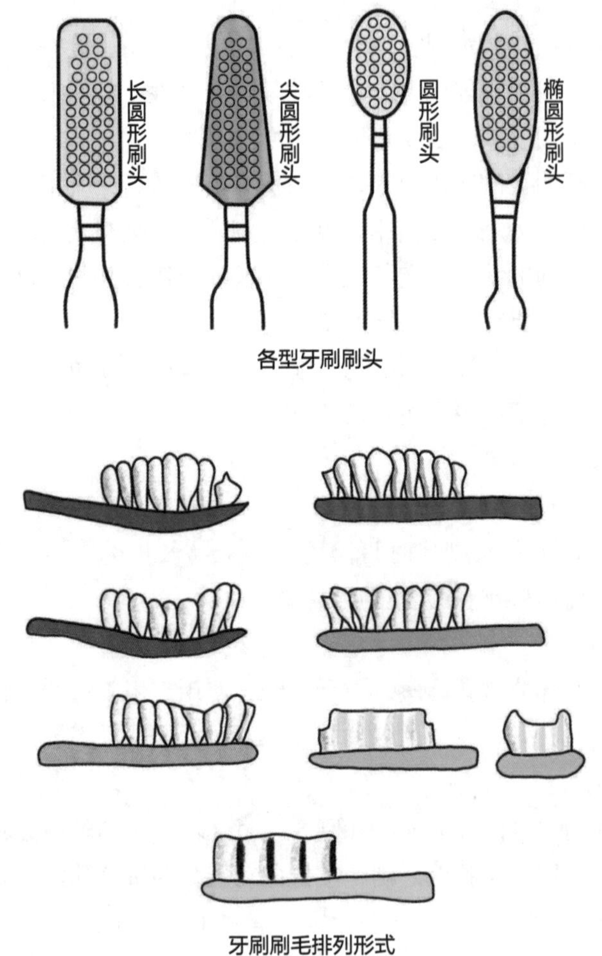

各型牙刷刷头

牙刷刷毛排列形式

2）刷柄：材料目前多为塑料制品。刷柄应有足够的硬度、强度，能负担刷牙时所用的力量，不易弯曲与折断，防潮，不吸收水分，易干燥。刷柄应有适当的长度与宽度，还要符合人体工程学特点，便于握持，不易滑脱或转动。

根据刷头形状、刷毛排列的不同，牙刷分为通用型和特殊型。通用型牙刷一般设计为刷头大小适中，刷柄以直柄为主，刷毛软硬适度，排列平齐，毛束排列一般为 10 ~ 12 束长 3 ~ 4 束宽，各束之间要有一定间距。特殊型牙刷是为了适应口腔的特殊情况和特殊目的而设计的，特殊型牙刷除刷头形状、刷毛的排列形式各有不同外，刷柄的设计也不尽相同。

（2）电动牙刷：是指以电力方式驱动牙刷头运动，用于清洁牙齿和口腔的器具。电动牙刷也由刷头和刷柄组成，刷柄为手持电力设备。常用的主要有机械电动牙刷、声波或超声波电动牙刷。机械电动牙刷是通过刷毛的机械运动清除菌斑和食物残渣；声波或超声电动牙刷是通过声波或超声振动冲刷或清除菌斑和食物残渣。刷头和刷毛的基本运动形式有旋转运动、往复运动、振动。现代电动牙刷设计常将几种运动形式相结合。现有的研究证明电动牙刷比手动牙刷能更有效的去除牙菌斑和减少牙龈炎，提高刷牙效率和依从性。

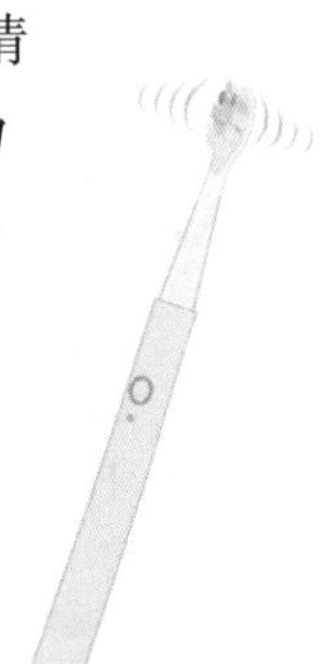
电动牙刷

2. 如何选择牙刷？

影响个人选择牙刷的因素包括个体用牙刷去除牙面菌斑而又不损伤口腔中软、硬组织结构的能力，手的灵巧性以及按刷牙操作程序进行的意愿和能力，牙龈与牙周的健康状况与解剖特点，牙错位与拥挤程度，个人爱好，医师的推荐和指导。

选择牙刷的基本原则包括：①刷头大小合适；②刷毛硬度为中软毛；③刷柄易把握；④对于儿童，牙刷选择要适合儿童生长发育不同阶段。已经掌握正确刷牙方法并养成良好刷牙习惯的人可根据自己的喜好进行选择。而对于佩戴固定矫治器的患者、牙周洁治术后的患者建议在医生的指导下选择特殊型牙刷。对于手部动作受限或不够灵活者推荐使用电动牙刷。

3. 如何保管牙刷？

刷牙后，牙刷毛间往往粘有口腔中的食物残渣，同时，也有许多细菌附着在上面。因此，要用清水多次冲洗牙刷，并将刷毛上的水分甩干，置于通风处充分干燥。牙刷应每人一把以防止交叉感染。尼龙牙刷不可浸泡在沸水中，更不能用煮沸法消毒，因为刷毛受高热易弯曲变形。牙刷用旧后刷毛卷曲不仅失去清洁作用且会擦伤牙龈，应及时更换。牙刷的磨损（如张开、弯曲、纤维破损）受到刷牙方法的影响，手动牙刷的平均寿命为 2 ~ 3 个月。

4. 如何正确使用牙刷？

刷牙方法很多，每一种方法都有它的特点，然而，没有一种刷牙方法能适合于所有的人。不适当的刷牙方法可引起软、硬组织损伤，如：牙龈组织萎缩、牙面磨损及牙颈部楔状缺损等。本书介绍两种主要的刷牙方法：水平颤动拂刷法和圆弧刷牙法。

一、水平颤动拂刷法（改良 Bass 刷牙法）

Bass 刷牙法是一种有效清除龈沟内和牙面菌斑的刷牙方法。水平颤动主要是去除牙颈部及龈沟内的菌斑，拂刷主要是清除唇（颊）舌（腭）面的菌斑。适合成年人使用，能够掌握此方法的青少年也可使用

①将刷头放置于牙颈部，刷毛指向牙根方向（上颌牙向上，下颌牙向下），与牙长轴大约呈 45°角，轻微加压，使刷毛部分进入牙龈沟内，部分置于牙龈上

②从后牙颊侧以 2～3 颗牙为一组开始刷牙，用短距离水平颤动的动作在同一个部位数次往返，然后将牙刷向牙冠方向转动，拂刷颊面。刷完第一个部位之后，将牙刷移至下一组 2～3 颗牙的位置重新放置，注意与前一部位保持有重叠的区域，继续刷下一部位，按顺序刷完上下牙齿的唇（颊）面

③用同样的方法刷后牙舌（腭）侧

④刷上前牙舌面时，将刷头竖放在牙面上，使前部刷毛接触龈缘，自上而下拂刷。刷下前牙舌面时，自下而上拂刷

⑤刷咬合面时，刷毛指向咬合面，稍用力做前后短距离来回刷

二、圆弧刷牙法（Fones 刷牙法）

这种方法适用于儿童

刷牙要领：刷后牙颊侧时，上、下颌牙齿呈闭合状态，牙刷进入颊间隙，刷毛轻度接触上颌最后磨牙的牙龈区，用较快、较宽的圆弧动作从上颌牙龈拖拉至下颌牙龈，再从下颌牙龈到上颌牙龈，依次前行至前牙区

刷前牙唇侧时，上、下颌前牙切端相对，刷头同样做连续圆弧形刷牙动作

刷咬合面时，将刷毛指向咬合面，稍用力做前后短距离来回刷

刷后牙舌（腭）侧时，将刷头水平放置于最后磨牙舌（腭）面，用轻微压力往返颤动，依次前行至尖牙；刷前牙舌（腭）侧时，将刷头竖起放置于舌（腭）面，轻微压力自龈缘向切缘往返颤动

5. 刷牙的注意事项有哪些？

（1）建议按照一定的顺序刷牙，每个牙面都应刷到。每次牙刷放置的位置一般占 1 ~ 3 颗牙面的距离，每个部位至少刷 5 ~ 10 次，然后移至下一个邻牙刷牙位置，两个刷牙位置之间均应有重叠。

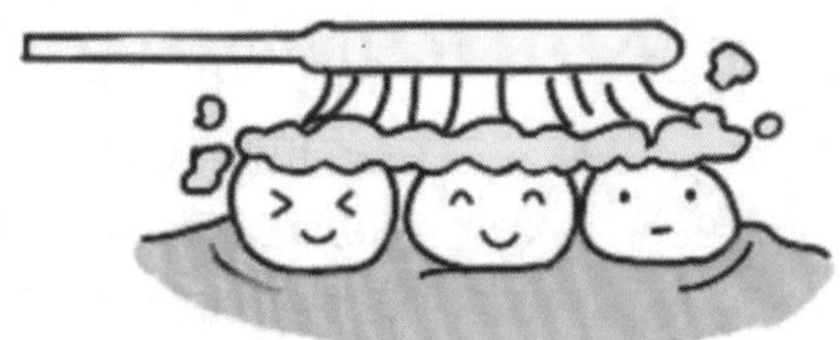

刷牙时牙刷放置 1 ~ 3 颗牙面

（2）建议每次刷牙时间至少为 2 分钟。

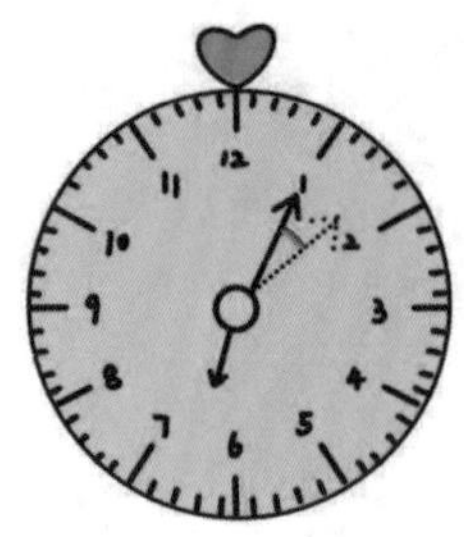

（3）每天早晚刷牙，晚上睡前刷牙更重要。

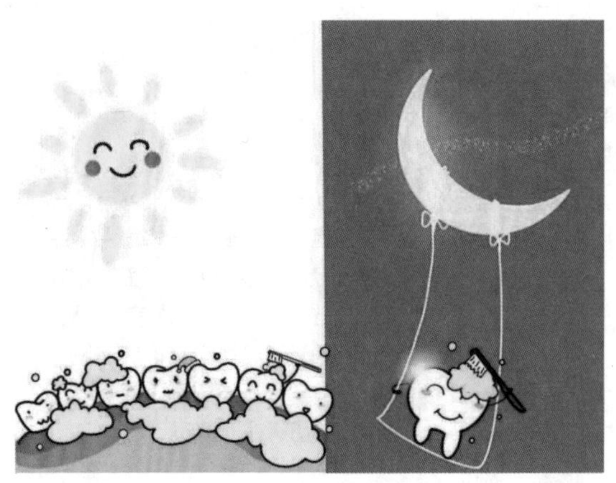

（4）刷牙时，有些部位常被忽视，如上下颌最后一颗牙的远中面和邻近无牙区的牙面、上颌牙的腭面和下颌牙的舌面、排列不齐的牙、异位萌出的牙等。这些部位容易被忽视或牙刷难以达到，在刷牙时都应特别注意。

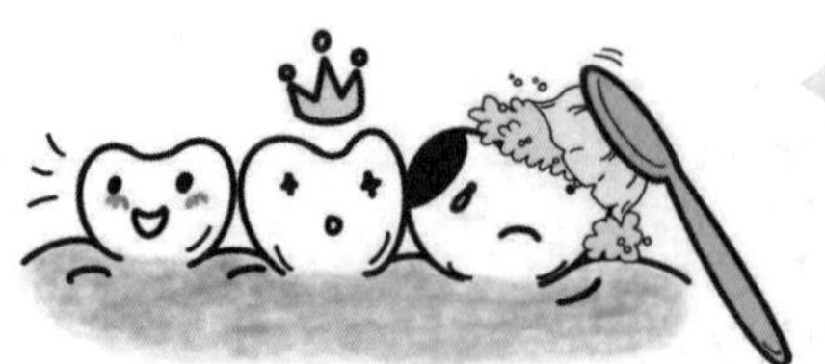

| 刷牙小贴士 |

拿起牙刷比个赞，刷牙顺序要记牢
各个部位不遗漏，下个位置要重叠
每次刷牙两分钟，早晚刷牙最重要
牙周疾病说拜拜，牙齿雪白笑哈哈

（三）牙间刷

牙间刷又称牙间隙刷，是用以清除牙间隙处的牙面和根面牙菌斑的口腔清洁护理器具，由刷毛和持柄组成。

1. 牙间刷的种类有哪些?

刷毛有瓶刷式和锥形的单撮毛式两种，有粗细、大小之分，种类较多。刷毛和持柄可分开，也可固定在一起。两者固定在一起的牙间刷，其刷毛和持柄可成各种角度，如直角、钝角、圆弧弯曲。

牙间刷根据形状分为I形（适合前牙）、L形（适合后牙）、多功能牙间刷。不同品牌的牙间刷，尺寸记录方式不同。

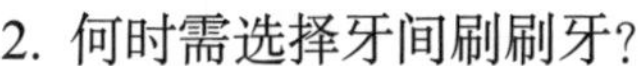

2. 何时需选择牙间刷刷牙?

牙间刷适用于牙龈退缩、根分叉贯通病变的患牙。若您口内有矫治器、固定修复体、种植牙、牙周夹板、间隙保持器等，建议您在使用牙刷的同时联合使用牙间刷。另外，常规牙刷难以达到的部位如前磨牙邻面凹陷处、最后磨牙远中面，牙邻面外形不规则或有凹面等情况也建议选择牙间刷清洁牙缝。在选择牙间刷时请根据医生检查结果选择尺寸，根据个人喜好选择不同类型。

3. 如何使用牙间刷刷牙?

（1）不戴牙套者的操作步骤如下：

1）清洁上排牙齿时，刷头倾斜向下，贴近牙齿根部与牙龈边缘。慢慢将刷毛插入牙缝间，来回轻刷2～3次。

2）清洁下排牙齿时，刷头倾斜向上，贴近牙齿根部与牙龈边缘。慢慢将刷毛插入牙缝间，来回轻刷2～3次。

3）从牙齿内侧清理时，重复以上步骤，来回轻刷清理。

4）清洁好之后，将间隙刷冲洗干净并及时晾干。戴上自带的刷头保护壳，保护刷毛。

（2）戴牙套者的操作步骤如下：

1）刷头微斜向下，从上往下绕过弓丝缝隙，使刷毛倾斜地贴近牙齿与牙龈边缘。沿着牙缝与牙龈边缘，来回轻刷清洁牙缝与牙龈边缘。

2）刷头微斜向上，从下而上绕过弓丝缝隙，使刷毛水平贴在托槽与弓丝间。沿着托槽与弓丝间缝隙，来回轻刷清理弓丝和牙套上的小部件。

3）清洁好之后，将间隙刷冲洗干净并及时晾干。戴上自带的刷头保护壳，保护刷毛。

（四）牙线

1. 牙线的种类有哪些？

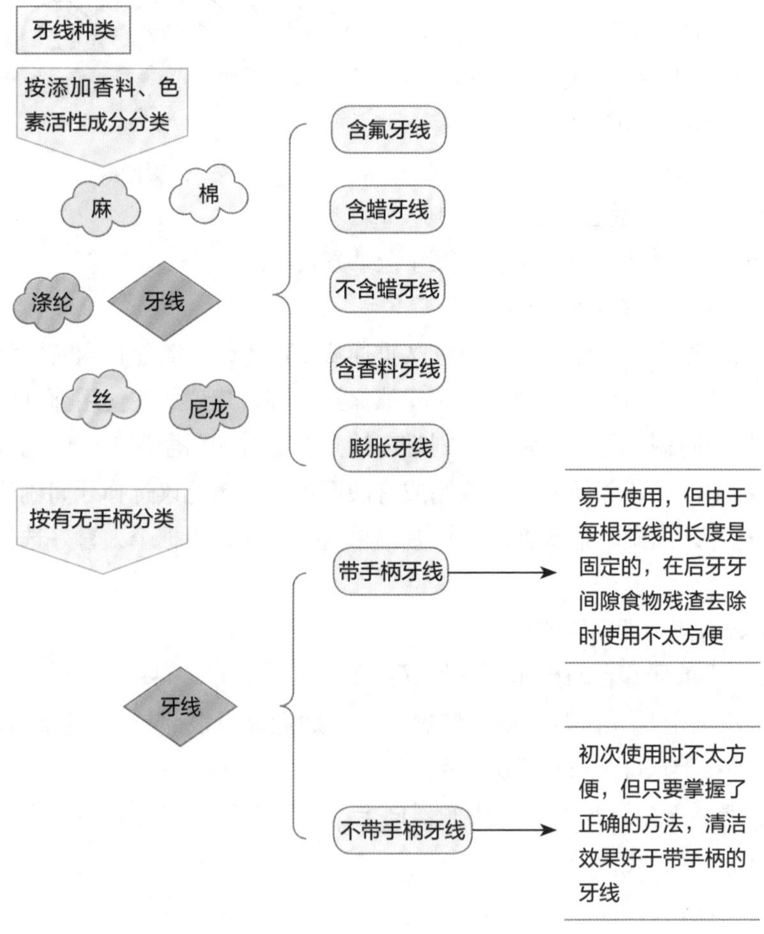

2. 如何选择牙线？

根据个人的口腔状况、个人偏好和使用技巧而定。

3. 如何使用牙线？

（1）使用不带手柄的牙线。

使用不带手柄的牙线

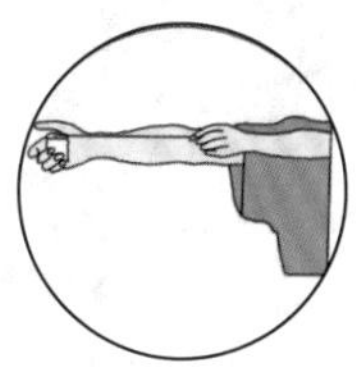

①取一段长约 30 ~ 40cm 的牙线，大约是手指到肘部的长度

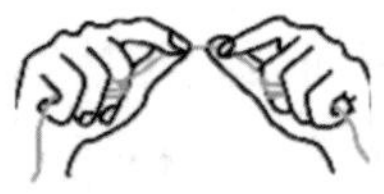

②将牙线的两端合拢打 3 个结形成一个线圈；或将这段牙线的两端各绕在左右手的中指上。然后用双手的示指和拇指将线圈绷紧，两指间距离 1.0 ~ 1.5cm

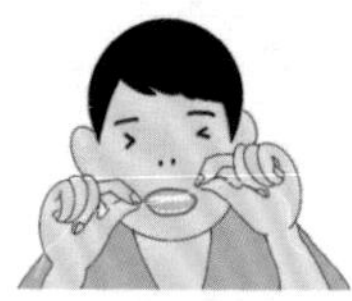

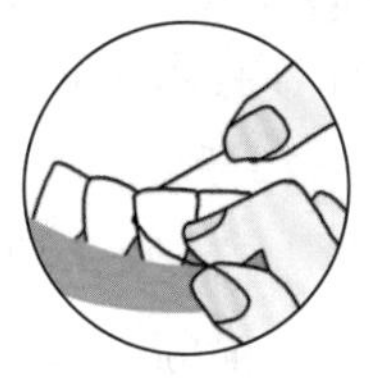

③对镜子练习使用牙线，可以清楚地看到每个牙缝的方向。先在上颌前牙使用牙线，正常情况下，相邻两颗牙紧密接触，牙线要前后做拉锯样动作才可通过邻面接触点，进入牙间隙到达龈缘下，不要过分向下加压，以免损伤牙龈

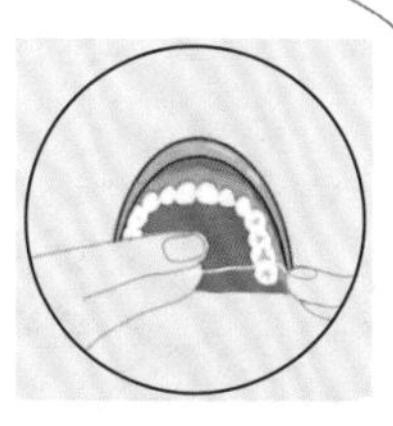

④将牙线紧贴一侧牙面的颈部，并呈 C 形包绕牙面，使牙线和牙面接触面积最大

⑤牙线紧贴牙面并进入龈缘以下，由龈沟向切（𬌗）方向移动，以刮除牙面上的菌斑，每个邻面重复 3 ~ 4 次。随即将牙线包绕该牙间隙中的另一侧牙面，重复上述动作

⑥将牙线从该牙间隙中取出，放入相邻的牙间隙中，重复④和⑤步骤

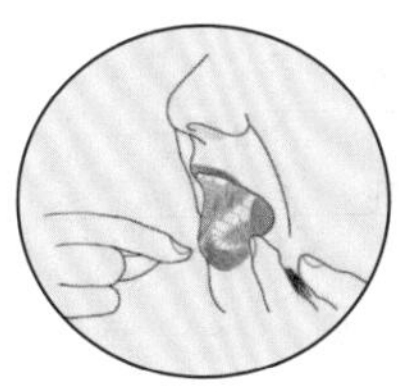

⑦清洁右侧上颌后牙时，用右手拇指及左手示指绷紧牙线，然后将牙线轻轻从𬌗面通过两牙之间的接触点，拇指在颊侧协助将面颊牵开。当接触点较紧不易通过时，可做颊舌向拉锯式动作，即可通过

⑧清洁左侧上颌后牙时转为左手拇指及右手示指执线，方法同上

⑨清洁所有下颌牙时，可由两手示指执线，将牙线轻轻通过接触点

（2）使用带手柄的牙线。

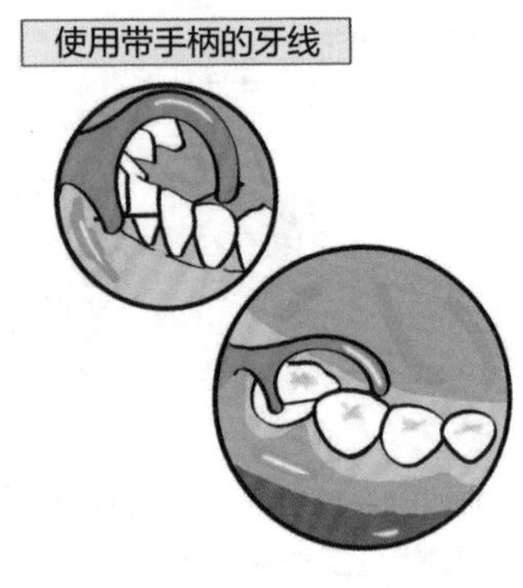
使用带手柄的牙线

如果手指执线不便，可用持线柄固定牙线，方便牙线通过邻面接触点，清洁邻面。有持线柄的牙线又称叉式牙线，牙线与持线柄在一个平面，或与持线柄垂直。前一种便于清洁前牙，后一种便于清洁后牙。叉式牙线可用于家长帮助儿童清除邻面菌斑。

（五）牙签

牙签是以木材或其他原料加工的供发生食物嵌塞（塞牙）时使用的签状制品。

1. 牙签的种类有哪些？

常用的牙签有木质牙签、塑料牙签、橡胶牙签等。

2. 如何选择牙签？

木质牙签要有足够的硬度和韧性，避免折断；表面要光滑，没有毛刺，以免刺伤牙龈；横断面以扁圆形或三角形为佳。

塑料牙签则根据牙间隙和龈乳头的解剖形态，设计成匕首形尖端，刀口圆钝且薄，易于进入牙间隙。

橡胶牙签的尖端是在塑料牙签的外面包裹一层有弹性的橡胶，避免刺伤牙龈。

3. 如何使用牙签？

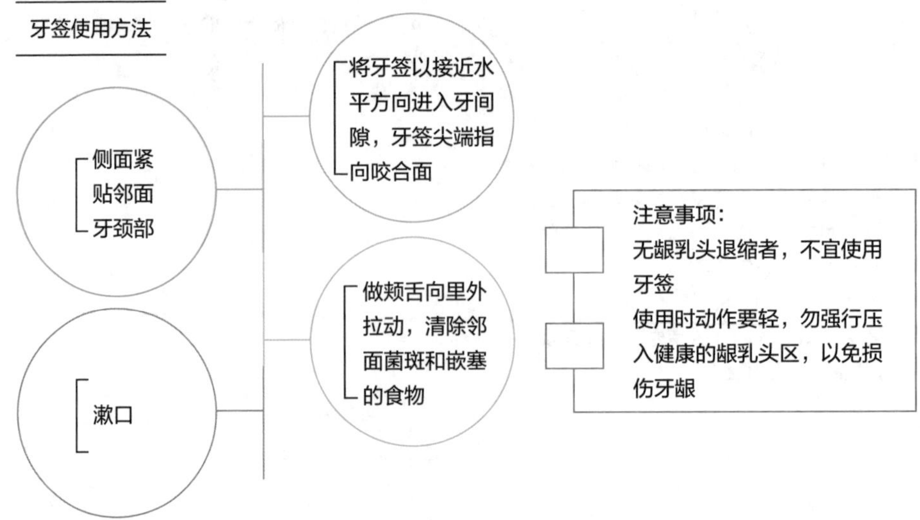

（六）冲牙器

冲牙器俗称水牙线，是指通过泵体或自来水对水加压，产生高频超细直线形或螺旋形的高压脉冲水柱，特殊设计的喷嘴可以使这种高压脉冲水柱无障碍地冲刷到口腔任何部位，可有效帮助去除牙齿间隙部位的食物残渣，对牙周保健、治疗牙龈炎、矫正畸形、修复牙冠具有辅助作用的口腔清洁护理用具。

1. 冲牙器的种类有哪些？

根据冲牙器所需水压的来源分为电动冲牙器和水龙头冲牙器。电动冲牙器的结构为一个电动水泵、储水槽和喷头；水龙头冲牙器的结构主要为一个与水龙头相连接的装置和喷头。

根据能否便利携带使用，可分为台式家用冲牙器和便携式冲牙器。

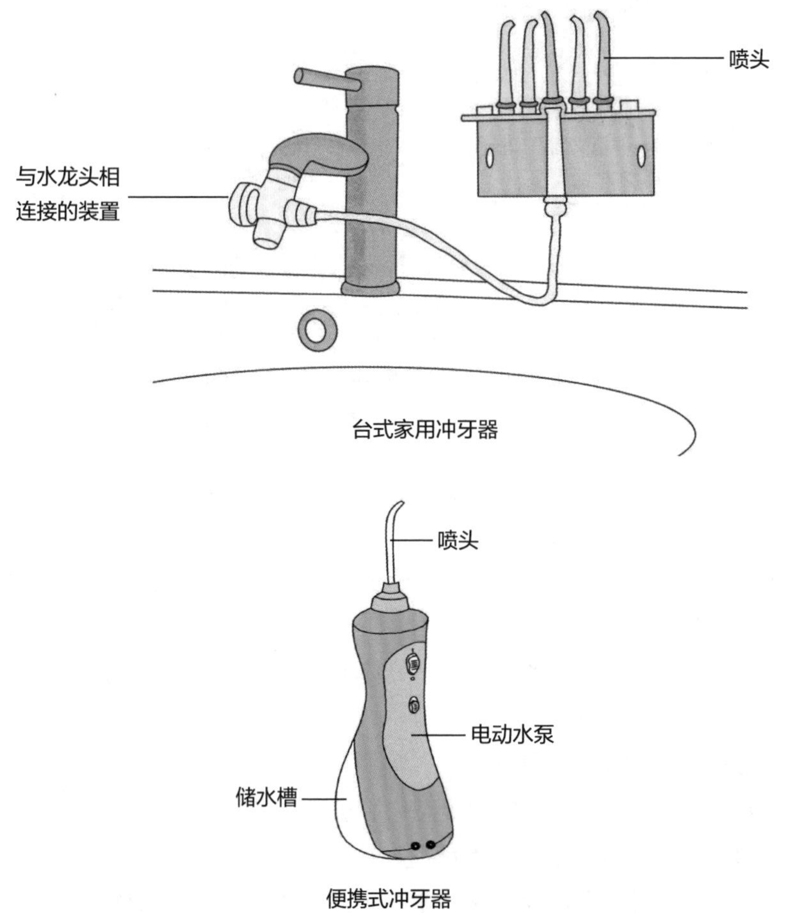

便携式冲牙器

冲牙器的使用人群

Q：冲牙器怎么使用呢？
A：是辅助去除牙齿间隙之间的食物残渣和软垢，在用餐后只要冲洗 1～3 min，就可以把牙缝里的食物残渣、碎屑冲干净

Q：冲牙器会损伤牙龈吗？
A：冲牙器的高压脉冲水流产生的冲击是一种柔性的刺激，这样的水流有按摩牙龈的作用

Q：冲牙器适合哪类人群呢？
A：适合普通大众，尤其适合佩戴固定矫正器、固定义齿、种植义齿及口腔卫生情况不佳的人群

注意事项

冲牙器不能取代牙刷，牙刷的机械摩擦就可以维持牙齿的基本清洁，冲牙器主要对牙龈下、窝沟、蛀牙等隐蔽部位进行清洁，两者是互补的关系

2. 如何选择冲牙器？

可根据个人口腔情况、使用习惯、使用地点、安全性能等进行选择。

3. 如何使用冲牙器冲洗牙齿？

目前市面上冲牙器的种类繁多，具体的使用方法请参照各产品说明书。

（七）口腔清洁护理液

口腔清洁护理液是指通过含漱、喷洒或洗刷的方式，以清新口气、改善口腔卫生状况，维护口腔健康的液态口腔护理产品。

1. 口腔清洁护理液的种类有哪些？

常见的有漱口液和口腔喷雾。本书中主要讲解的是漱口液。为了辅助预

防和控制口腔疾病，常用加入某些药物的溶液作为漱口液。常用的漱口液如下：

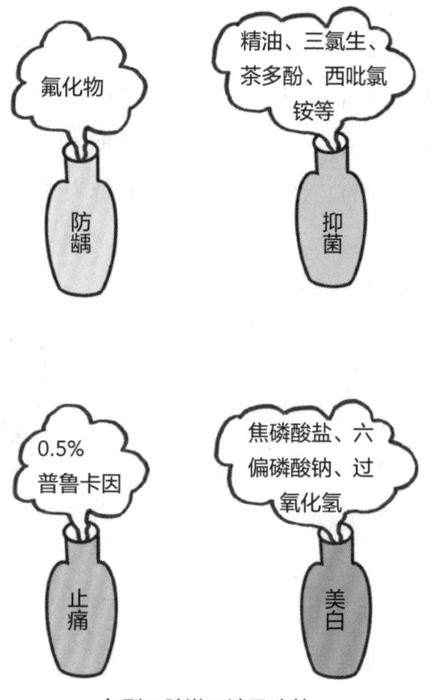

各型口腔漱口液及功效

2. 如何选择漱口液？

漱口液用于清洁口腔、去除口腔异味。因其实用方便，受到越来越多人的青睐。选择时需要根据个人口腔情况、健康需求等进行选择。选择有功效作用的漱口液时建议在口腔专科医生的指导下选择购买使用，并注意不能长期使用。

3. 如何使用漱口液漱口？

漱口时将少量漱口液含入口内，紧闭嘴唇，上下牙稍微张开，使液体通过牙间隙区轻轻加压，然后鼓动两颊及唇部，使溶液能在口腔内充分地接触牙面、牙龈及黏膜表面，同时运动舌，使漱口液能自由地接触牙面与牙间隙区。利用水力前后左右，反复几次冲洗滞留在口腔各处的碎屑和食物残渣，然后将漱口液吐出。

4. 漱口时注意事项有哪些？

一般漱口用清水含漱即可，餐后漱口可去除口腔内的食物残渣和软垢，保持口腔清洁。漱口液不能代替刷牙，使用含某些药物的漱口液虽然能抑制菌斑的生长，但不能代替刷牙对菌斑的机械性清除作用，只能作为刷牙之外日常口腔护理的辅助手段。

漱口时间通常为餐后漱口，可清除食物碎屑，清新口气，每次含漱2～4口即可。漱口的效果与漱口液用量、含漱力量、鼓漱的次数有关，应根据个人口腔大小含入适量的漱口液，用力鼓漱，才能有效地清除口腔内的食物残渣或异物，达到含漱的目的。通常含漱一次用量为5～10ml。

（八）舌刮器

舌刮器是指由手持柄、支撑环及刮舌片等部分组成，形状如勺子样，用于清洁舌苔及舌表面附着物的口腔清洁护理器具。

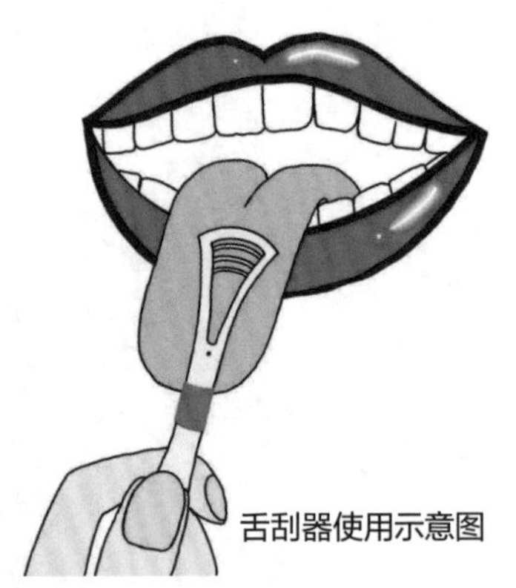
舌刮器使用示意图

1. 舌刮器的种类有哪些？

根据制作的材料不同，舌刮器有塑料、橡胶、金属银或铝等类型。

2. 如何选择舌刮器？

使用舌刮器清除舌头上的舌苔，可有效地减少舌背微生物（致臭菌），显著缓解口臭的程度，适用于有口臭的人群。有需求者可根据个人的喜好等进行选择即可。选择舌刮器时应注意舌刮器头部外形应光滑（具有特殊功能的设计除外），无锐角，无毛刺，其尾部形状不会对人体造成伤害。

3. 如何使用舌刮器？

（1）伸出舌头向外使舌刮器能清洁至舌头最远点。

（2）向前拖曳舌刮器到舌尖处，重复以达到更好的效果。

4. 舌刮器使用时的注意事项有哪些？

（1）在刷牙前使用舌刮器，使用完后要清洁舌刮器。

（2）每次用完舌刮器后要彻底洗涤，并将水分尽量甩去，将头部朝上放在漱口杯里，或者放在通风有日光的地方，使它干燥而杀菌。

（3）舌刮器不能和他人合用，以防相互传染疾病。

（4）单一运用舌刮器并不能彻底治愈各种口源性口臭，务必配合其他方法同时治疗，方能最终解决口臭问题。

第二节　全生命周期各人群的口腔保健

一　孕期口腔保健

“妈妈远离牙病，孕育健康宝宝”作为2016年全国爱牙日主题的第一条口号，倡导在全生命周期关注口腔健康。孕期是一个女人人生中重要的阶段，是一个新生命的开始，也是一个家庭爱的延续，我们应重视孕期口腔保健。由于妊娠期存在饮食习惯的改变和激素分泌及代谢水平的变化，孕妇易患龋病、牙周病等口腔疾病，这些口腔疾病不仅会给孕妇带来痛苦，还会增加罹患心血管疾病、中风等全身疾病的风险，因此口腔保健的重要性不容忽视。因处于特殊时期，治疗方法局限，导致妊娠期口腔疾病治疗难度增加。妊娠期妇女应该把口腔保健的重点放在一级预防上。当然，孕前的口腔检查和妊娠期间的口腔管理也尤为重要。本节介绍的口腔保健内容将重点围绕孕期口腔保健开展。

（一）孕期人群特点

1. 机体特点　妊娠期女性特殊的生理变化，多种原因造成其不良的口腔环境，影响着孕产妇口腔疾病的发生及发展。孕激素水平升高而雌激素水平下降等内分泌的改变，导致牙龈毛细血管扩张、淤血、炎症细胞和液体渗出，牙龈组织对口腔细菌的敏感性增加从而更易引发炎症。并且一些孕妇因咽反射敏感或日常生活不规则而忽视了口腔卫生护理，这些都增加了罹患口腔疾病的风险。

2. 口腔特点　由于妊娠的母体处于特殊的生理变化中，体内激素水平影响口腔环境、口腔行为及饮食习惯的改变，导致妊娠期妇女患口腔疾病风险增加。研究表明妊娠期妇女口腔内产酸菌数量增加，菌斑内产酸量大，妊娠期间可能偏好酸甜食物等饮食习惯的改变和妊娠早期呕吐因素使口腔环境的pH下降。并且在妊娠期，孕妇的进餐次数和餐间零食的次数增多，这些都易导致口腔龋病的发生。如果口腔原有牙菌斑、牙结石等局部刺激因素存在，且激素水平变化引起内分泌功能紊乱，一些妊娠妇女更易发生妊娠期龈炎。

（二）孕期常见口腔疾病

1. 妊娠性龈炎　妊娠性龈炎是指妇女在妊娠期间，由于女性激素水平升高，原有的慢性牙龈炎症状加重，牙龈肿胀或形成龈瘤样的改变，分娩后可自行减轻或消退。可表现为牙龈充血、肿胀、出血，偶伴有牙龈乳头肿胀增生，龈袋有渗出液，常伴有口臭。

（1）与生活习惯的相关性：由于妊娠反应孕妇可能会出现偏食的不良习惯，摄入的维生素和微量元素相对不足，白天唾液分泌增加，而夜间分泌减少，降低对口腔的清洁作用。其次孕妇行动不便，刷牙次数减少，口腔卫生不良等，导致了细菌的生长繁殖，进而引发牙龈炎。

（2）与全身健康的关系：妊娠期龈炎最常影响的是前牙边缘龈和牙间乳头，牙龈炎会导致牙龈红肿、出血、口臭，从而影响孕妇的食欲，孕妇不能很好地进食，胎儿也就不能得到丰富的营养补充，进而影响胎儿发育。

2. 孕期牙周炎 孕期牙周炎是发生在牙周支持组织的慢性破坏性疾病，表现为牙龈、牙周膜、牙骨质、牙槽骨均发生改变，其中牙周袋形成是其主要的特点。

（1）与生活习惯的相关性：妊娠期口腔保健意识薄弱或口腔保健知识缺乏，出现不良的生活习惯，孕期出现偏食习惯可造成蛋白质或维生素 A、维生素 C、维生素 D 的缺乏，引发或加重牙周炎，单侧咀嚼也会引发或加重牙周炎。孕期吸烟和饮酒也是导致牙周炎的一个重要的危险因素。

（2）与全身健康的关系：牙周炎会引起牙槽骨吸收和牙周膜附着丧失，出现牙周组织萎缩、牙齿松动、牙齿脱落。也可引起心脑血管疾病、消化系统疾病、妊娠期糖尿病、骨质疏松等，严重者可引起孕妇怀孕过程中流产和早产的发生，牙周炎是早产低体重儿发生的一个独立的危险因素，牙周炎越严重，胎儿出生体重就越低，妊娠时间就越短。

3. 妊娠性龈瘤 妊娠性龈瘤是发生在牙间乳头部位的炎症反应性瘤样增生物，孕妇在高孕酮值和细菌等局部刺激共同作用下会导致血管发生良性病变，个别牙龈会增生至肿瘤状，称为妊娠性龈瘤。

（1）与生活习惯的相关性：局部菌斑、激素水平波动是妊娠性龈瘤的主要促进因素，孕期口腔卫生清洁不到位，有大量牙菌斑和牙结石堆积以及食物嵌塞促进了龈瘤的发生。

（2）与全身健康的关系：妊娠性龈瘤是由于妊娠时孕酮水平升高，牙龈对局部刺激的反应增强而产生的炎症增生性反应，龈瘤生长迅速，极易出血。当龈瘤体积过大时，可形成局部压迫，导致咀嚼困难，引起胎儿宫内发育受限，甚至可造成牙槽骨吸收，牙齿移位松动。龈瘤破裂出血过多时可引起孕妇贫血。

4. 龋病 龋病是孕妇容易罹患的口腔疾病，妇女在妊娠期间牙齿容易发生龋病，且妊娠后期孕妇的患龋率增加，很多孕妇的龋病程度较重，主要与口腔卫生状况不佳有关。

（1）与生活习惯的相关性：由于孕期饮食习惯的变化，孕妇进餐次数和餐间零食的次数增多，喜爱酸甜类食物，导致口腔内菌群发生变化，形成高龋病风险的口腔环境。其次妊娠反应可能在刷牙时加重，有孕妇因局部组织的敏感而放松甚至中断刷牙造成其口腔环境不洁，从而导致龋病的发生。

（2）与全身健康的关系：妊娠母体处于特殊的生理变化中，妊娠期的呕吐使唾液的 pH 下降，口腔内产酸菌数量升高，产酸量增大，引起牙齿表面的酸蚀和釉质脱矿，增加了龋病的易感性。妊娠期抵抗力下降，龋齿发展迅速，症状明显。妊娠早期与后期，由于存在早产和流产的危险，给口腔治疗带来不便，使龋病加重。

5. 冠周炎 冠周炎是智齿萌出不全或阻生时牙冠周围组织出现的炎症。孕期发病率较普通人高出数倍，给孕妇带来不少痛苦。

（1）与生活习惯的相关性：快长出来但还没有长出来的智齿最容易发炎，当发生冠周炎后，由于咀嚼困难和疼痛，孕妇就会食用精细的食物，餐后也不敢刷牙、漱口，食物碎屑容易嵌入盲袋内，盲袋就会成为细菌繁殖定居的温床。细菌毒素增强时，便可引起牙冠周围组织炎症产生疼痛。

（2）与全身健康的关系：孕妇对炎症反应敏感，发生冠周炎时会产生严重的牙冠周围软组织肿胀疼痛，出现进食、咀嚼、吞咽困难，严重者张口受限，也可能出现周身不适、头疼、体温上升、食欲减退等症状。如果感染不治疗任其发展，严重时就会扩散到周围的潜在间隙中去，出现间隙感染。间隙感染不只是局部炎症的问题，更是一种危及生命的疾病，有窒息和发生败血症的危险。

（三）孕期的口腔宣教和护理指导

孕期是女性的特殊时期，全身各器官都要接受考验，包括口腔。如果口腔疾病严重，将影响其进食及休息。故孕期口腔保健很重要。孕期口腔疾病的管理贯穿了备孕期、孕期和哺乳期，不仅要关注母亲的口腔健康，同时需注重胎儿的牙齿发育及全身健康，因为这会直接影响到婴幼儿以及儿童的终身口腔健康。

怀孕时除了定期的产检，还应定期进行口腔检查。通常情况下，在孕中期进行口腔治疗是安全的。准妈妈可在牙医和护士的指导下，培养良好的口腔健康习惯，从而受益一生。孕期口腔保健主要包括三大措施即预防、治疗和日常保健。

女性怀孕时在怀孕早期和晚期接受复杂口腔治疗，会因为紧张和疼痛等因素增加胎儿流产或早产的风险。因此，女性在计划怀孕时应主动接受口腔健康检查，及时发现并处理口腔内的疾病或隐患，避免在怀孕期间因口腔急症而带来的治疗不便和风险。

怀孕 1 ~ 3 个月，口腔治疗一般仅限于处理急症，要避免 X 线照射。怀孕 4 ~ 6 个月是孕期治疗口腔疾病的最佳时期，口腔治疗最好在此阶段完成，但也应注意在保护措施下使用 X 线。怀孕 7 ~ 9 个月尽可能避免口腔治疗，急症需治疗时，选择不含肾上腺素等收缩血管的药物进行局部麻醉。

孕期和产后更应坚持刷牙、漱口。怀孕时，孕妇体内孕激素水平升高，雌激素水平下降，内分泌发生改变，会使牙龈的易感性增强，容易发生妊娠期龈炎，表现为牙龈充血、肿胀等。孕妇和产妇进食次数增多，食物中碳水化合物的含量大，若不注意保持口腔卫生，很容易导致菌斑的堆积，引发口腔疾病。因此，“坐月子不刷牙”的说法是错误的，孕产妇更应保持正常的口腔卫生习惯，餐后漱口，早晚刷牙等。

二 婴幼儿期口腔保健

（一）婴幼儿人群特点

婴幼儿时期是人生的起始阶段，是生长发育的第一个高峰期，生长速度较快，神经系统逐渐发育。在这个体格和智力发育的关键时期，与成人相比，婴幼儿需要更多的营养与能量，以保证其生长的需要。如果长期营养供给不足，生长发育会受到影响，严重时甚至会影响到以后的健康成长。

1. 机体特点 婴幼儿的机体总是处于生长发育的动态变化过程中，但发育速度并不均衡。一般体格的生长规律是年龄越小，生长越快，尤其在出生后 6 个月内生长最快，是生长发育的加速期。婴幼儿各系统器官发育不平衡，神经系统发育先快后慢，生殖系统先慢后快。生长发育一般遵循由上到下，由近到远，由粗到细，由低级到高级，由简单到复杂的规律（如运动是先抬头，后挺胸，再会坐、站和走；先抬臂和伸臂，后控制双手的活动；先控制腿，再控制脚的活动等）。此外，婴幼儿的生长发育在一定范围内受先天和后天因素的影响而存在差异。

婴幼儿时期处于智力发育的关键时期。在这一时期，家长要科学引导孩子学习走路，逐渐食用固体食物，学会自主控制排泄，认识自身器官与区分性别，学习控制情绪、判断是非，并形成社会与个体的简单概念。

2. 口腔特点 新生儿及婴幼儿口腔黏膜薄嫩，血管丰富，唾液腺不够发达，口腔黏膜干燥，因此容易受损伤，发生局部感染。乳牙于婴儿出生后6、7月开始陆续萌出，经历乳牙萌出前期、乳牙萌出期、乳牙列完成期，2岁半至3岁左右全部乳牙萌出。口腔和颅颌面的正常生长和牙齿萌出以及维持其正常的功能对婴幼儿一生的口腔健康和全身健康至关重要。完整健康的乳牙列能够发挥正常的咀嚼功能，引导恒牙正常萌出和面部骨骼的生长发育，同时有利于孩子准确发音和维持孩子健康的心理状态。

（二）婴幼儿时期常见的口腔疾病

1. 创伤性溃疡 是由物理性、机械性或化学性刺激引起的黏膜溃疡性疾病。婴幼儿创伤性溃疡多由局部机械刺激与不良习惯所致。

（1）与生活习惯的相关性：婴幼儿频繁的吮吸动作，使下颌乳中切牙的切缘不断与舌系带摩擦而发生溃疡。也常因吸吮异物的习惯，如吮吸拇指、橡胶乳头或玩具等，反复摩擦上腭黏膜，或用纱布进行口腔护理时擦洗不当，形成上腭黏膜溃疡。婴幼儿人为咬黏膜的不良习惯也会造成损伤，形成溃疡。

（2）与全身健康的关系：局部损伤处充血、糜烂，形成溃疡。溃疡面可因常受摩擦刺激而扩大，易发感染。舌系带处创伤性溃疡病程长者，可形成肉芽肿，甚至局部纤维瘤，影响舌的运动。患儿因舌体运动的限制和疼痛，影响进食，从而影响营养的消化吸收。

2. 鹅口疮 是由白色念珠菌感染引起的口腔黏膜急性炎症，又称雪口病。婴幼儿多以假膜形成为主要表现，好发于颊、舌、软腭及口唇部黏膜，为白色斑块状酷似鹅口，色白微凸的片状假膜，形似奶块，无痛，与黏膜粘连，不易擦掉，若强行剥离假膜，则露出黏膜的出血创面。

（1）与生活习惯的相关性：不卫生的进食习惯，在喂养前，母亲的乳头或哺乳用具等未擦洗干净，感染了白色念珠菌，常致婴幼儿的口腔黏膜发生感染。

（2）与全身健康的关系：在感染轻微时，不易被发现，也没有明显的疼痛感，或仅有进食时轻微疼痛；严重时宝宝会因疼痛而烦躁不安、胃口不佳、啼哭、哺乳困难，有时伴有轻度发热。受损的黏膜如不及时治疗可不断

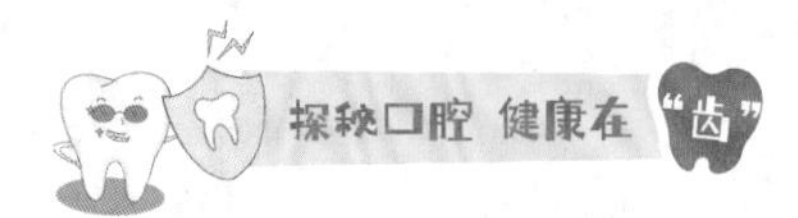

扩大，蔓延到咽部、扁桃体、牙龈等，甚至可进一步蔓延至食管、支气管，引起念珠菌性食管炎或念珠菌病，出现呼吸、吞咽困难，少数可并发慢性黏膜皮肤念珠菌病，可影响终身免疫功能，甚至可继发其他细菌感染，导致败血症的发生。

3. 诞生牙 又称出生牙或胎生牙，指新生儿在出生时即已萌出的牙齿。最常见的好发位置是下颌乳中切牙，其次还可发生于上颌切牙、上下颌尖牙和磨牙。诞生牙经常成对发生，偶有单颗或多颗发生，两颗以上的诞生牙非常罕见。

（1）与生活习惯的相关性：目前暂无文献研究明确诞生牙与生活习惯的相关性。

（2）与全身健康的关系：诞生牙常松动或极度松动，可影响吮乳或有自行脱落吸入呼吸道的危险。如果松动不严重，有些早萌牙齿切端锐利，可能会导致舌系带附近的创伤性溃疡，影响哺乳。

4. 单纯疱疹性口炎 是一种由单纯疱疹病毒引起的口腔黏膜急性感染性炎症，出生后 6 个月至 3 岁的婴幼儿最为多见。

（1）与生活习惯的相关性：这种疾病可通过呼吸道传染，也可以通过飞沫、唾液、疱疹液直接传播，或衣物、餐具等间接传播。婴幼儿正确佩戴口罩的依从性不能很好保证，且难以保持一定的社交距离，或没有正确的手卫生习惯，若用手直接接触口、鼻、眼睛等黏膜部位，很容易引起交叉感染。

（2）与全身健康的关系：发病多急骤，可出现唾液增多而流涎，拒食、烦躁不安、发热、头痛，且有时发生高热，颌下淋巴结肿大、压痛，咽喉部轻度疼痛等全身反应。接着出现口腔黏膜溃疡，以及口唇周围皮肤成簇的小水疱。患儿口腔疼痛、哭闹，影响进食，甚至拒食。

5. 萌出性龈炎 是在乳牙和第一恒磨牙萌出时常可见的暂时性龈炎。

（1）与生活习惯的相关性：牙齿萌出的时候，婴幼儿对未知事物的好奇，喜欢用玩具或手指触摸或咬嚼，使牙龈黏膜戳伤。婴幼儿的口腔清洁卫生，需要家长的维护，往往在不容易被清洁到的龈沟带内，食物残渣容易堆积导致感染。

（2）与全身健康的关系：牙齿萌出过程中，有部分的牙龈覆盖在牙面上容易因咀嚼受伤，从而造成感染。婴幼儿身体抵抗力相对较弱，更容易受到细菌的侵袭。

6. 乳牙龋病 龋病就是俗称的"蛀牙"，是一种慢性细菌感染性疾病，如不及时治疗，最终可能会导致牙齿的缺失。儿童龋病好发于上颌乳切牙，下颌乳磨牙。

（1）与生活习惯的相关性：婴儿从出生开始，接触到的第一类食物便是奶，不管是母乳还是奶粉，其中都含有大量的糖分，而糖便是龋齿发生的必要条件。不良的喂养习惯，也是导致龋齿的重要原因。婴幼儿咀嚼功能较差，主要以流食或半流食为主，且甜食多，黏着性强，易发酵产酸，因此，这些食物极易附着于牙面，导致乳牙龋病的发生。家长的口腔健康意识不足，不够重视，没有维护好婴幼儿的口腔清洁，且婴幼儿口腔自洁能力弱，加上婴幼儿时期，特别是婴儿睡眠时间长，口腔处于静止状态的时间也较长，此时唾液分泌量少，菌斑、食物碎屑、软垢易滞留于牙面上，有利于细菌繁殖、沉积，成为致龋的因素。

（2）与全身健康的关系：乳牙龋病可造成多个牙齿的缺失，上下牙的咬合关系改变，功能紊乱，影响颌骨及颜面的发育；影响恒牙胚的发育，甚至引起恒牙胚囊肿，导致恒牙不能正常萌出；龋齿导致的残冠和残根，会刺激口腔软组织形成溃疡。龋齿患儿常因疼痛而不愿使用患侧牙齿咀嚼食物，患侧颌骨缺少生理性刺激，时间长了，两侧颌骨发育会不对称。此外还会引起食欲减退，消化不良，影响全身生长发育。龋病的发展可继发牙髓炎症，导致慢性根尖周炎，并可成为病灶，当身体抵抗力下降时，病菌随血液流动引发身体其他器官的感染，尽管全身感染的概率较小，但有时也会发生。婴幼儿期是儿童学习语言的时期，完整的乳牙有助于孩子掌握正确的发音，乳牙龋坏和早失会影响孩子的准确发音。

7. 乳牙外伤 牙外伤是指牙齿受急剧创伤，特别是打击或撞击所引起的牙体硬组织、牙髓组织和牙周支持组织的损伤。乳牙外伤常发生在低龄儿童，其损伤和预后与患儿年龄密切相关。

（1）与生活习惯的相关性：婴幼儿正处于蹒跚学步的时期，身体平衡能力较弱，同时也是生长发育的高峰期、对世界充满好奇、特别好动的时期，如稍不小心，容易跌倒造成乳牙外伤。如今随着生活水平的提高，婴幼儿各种各样的户外活动形式有所增加，也增加了发生乳牙外伤的概率。

（2）与全身健康的关系：乳牙挫入和伴发的牙槽骨骨折，可直接损伤继承恒牙胚。牙体组织折断和牙周组织损伤可继发牙髓、牙周组织感染，可能影响恒牙胚正常发育。婴幼儿期严重牙齿脱出会使牙齿极度松动或全脱出，处理不当可能造成误吞或误吸。

（三）婴幼儿口腔宣教和护理指导

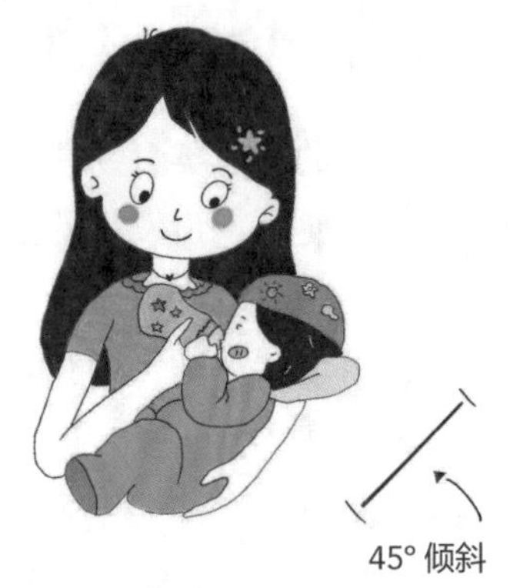

1. 正确的喂养方式 首先，提倡选择母乳喂养。母乳是婴幼儿最好的天然食品，相对于人工喂养，母乳喂养时乳牙患龋的危险性较低。母乳中含有各种营养素、较多的酶和抗体，有利于婴儿消化、吸收、增强抵抗力。

其次，喂奶的方法和姿势对婴幼儿口腔健康也至关重要。不当的喂养方式会危害婴幼儿的口腔健康。用奶瓶喂养时，应选择合适的奶嘴，避免孔洞过大，奶液不须吸吮就流出时婴幼儿咀嚼肌缺乏应有的锻炼，影响颌骨的正常发育。喂奶姿势会影响婴幼儿颌面部的生长发育，最好采取坐位左右交换喂奶，避免卧位喂奶。使用奶瓶喂养时，应使幼儿与地面呈 45°，家长用手扶住奶瓶，使奶嘴的方向和嘴唇上下连线垂直，不要用奶瓶压住上前牙，奶瓶放置过高或过低都可能造成牙颌畸形。

乳牙萌出之后，不要让孩子长时间含着装有甜奶或甜饮料的奶瓶，尤其不能含着奶瓶睡觉，易导致乳牙龋病，也称“奶瓶龋”。1 岁后应尽量减少使用奶瓶，且奶瓶内只能装白水和无糖奶，用杯子或勺子喂含糖液体（如甜奶、果汁、蜂蜜水等）。1 岁半到 2 岁应停止使用奶瓶。长期使用奶瓶喂养，除了容易发生龋病外，还会妨碍孩子咀嚼功能的发育。

此外，奶瓶等婴幼儿喂养器具必须做到消毒灭菌，否则，宝宝吃奶时会将细菌带入体内，导致腹泻、呕吐，还可引起鹅口疮。需要注意的是，消毒后 24 小时内没有使用的奶瓶，使用时仍需重新消毒，以免滋生细菌。

2. 口腔清洁 婴幼儿时期，因年龄段差异，孩子的认知能力和牙齿萌出也存在不同，这一阶段婴幼儿不具备自己维护口腔清洁的能力，因此家长是孩子口腔护理的第一责任人。

（1）合理选择牙刷：“工欲善其事，必先利其器”，帮宝宝刷牙，首先要选好牙刷。家长应根据宝宝不同年龄阶段选择合适的清洁工具。6 个月 ~2 岁可以选择指套牙刷或宽柄软毛的儿童牙刷，3 岁及以上选择造型可爱、色彩缤纷的卡通牙刷，能够提升孩子刷牙兴趣。选择适合儿童握持的小头软毛宽柄牙刷，刷头的大小和形状应适合幼儿的口腔，符合保健牙刷的标准。

（2）不同年龄阶段刷牙方法

1）0～6个月：婴儿出生之后，家长最好在哺乳后和每天晚上睡前，用软纱布轻轻擦洗牙龈和腭部，可有效预防口腔白色念珠菌感染（俗称“鹅口疮”）。具体方法为：让宝宝平躺在沙发上或头枕在家长的腿上，也可以让宝宝坐在腿上，头枕在家长的胳膊肘上，宝宝的姿势不用过于讲究，以让宝宝舒服为宜。家长用手指缠上消毒纱布，蘸温水擦洗宝宝口腔的牙床和腭部，动作轻柔，以转圈的方式进行擦拭，每天至少清洁一次。此外，哺乳后可以喂一些温开水，以达到清洁口腔的目的。

2）6～18个月：牙齿萌出后，可用纱布或软毛刷轻轻地为孩子擦洗口腔和牙齿。当多颗牙齿萌出后，家长可用指套牙刷或软毛刷为孩子每天刷牙2次，并确保清洁上下颌所有的牙面，特别是接近牙龈缘的部位。具体方法为：让孩子躺在家长腿上，另一名家长膝盖对膝盖坐在对面，握住孩子双手并用手肘固定腿部。选用指套牙刷或软毛刷清洁牙面和牙龈，每天两次。

3）18个月～3岁：此阶段孩子有自己刷牙的兴趣，但家长应该明白这个年龄的孩子手腕部的精细运动能力尚未形成，并不能真正清洁干净口腔，因此家长应帮助孩子刷牙并教会其正确刷牙的方法。具体方法为：家长可站在孩子的身后，与孩子朝向同一方向，面向镜子，孩子的头向后靠在家长胸前，家长用一只手托住孩子下巴，用另一只手给孩子刷牙，刷牙时采用巴氏刷牙法或圆弧刷牙法，每次刷牙时间不少于3分钟，早晚各一次。

（3）使用含氟牙膏：已萌出牙齿的婴幼儿是患龋的高危人群，而使用含氟牙膏是目前最切实可行、经济有效的防龋措施。在宝宝具备含漱能力后，可以适当使用含氟牙膏，建议3岁以下的宝宝每次含氟牙膏使用量为米粒大小。

（4）使用牙线：美国牙医学会建议，当宝宝长出两颗牙齿，有牙齿邻面接触时，就可以给宝宝使用牙线了。牙线的使用方法：将牙线放在两颗牙齿中间，像拉锯子一样左右拉扯慢慢进入牙缝中，牙线与牙面呈C形包绕牙齿颈部，反复摩擦几下拉出。使用牙线给孩子清洁牙齿，家长的操作难度比较大，可用牙线棒代替。由于孩子年龄小，可能不能很好地配合使用牙线棒，家长一定要特别小心，以防刮伤孩子的牙龈。

3. 定期口腔检查，尽早预防龋病 婴幼儿应该在第一颗乳牙萌出后6个月内，进行第一次口腔检查，建立儿童口腔健康档案。之后每半年应进行一次口腔健康检查，包括牙齿发育情况，有无口腔不良习惯，评估其患龋病的风险等，并提供具有针对性的口腔卫生指导，如果发现龋病等口腔疾病，应尽早处理。

定期检查不仅可以帮助记录宝宝的牙齿状况，还可以让宝宝熟悉看牙的环境和流程，建立与医生之间的信任，避免产生牙科恐惧症，同时让家长学习一些口腔保健知识，共同帮助孩子从小养成良好的口腔卫生习惯。

对于龋易感的孩子可根据实际情况缩短定期检查的时间，每 3 至 4 个月进行一次，做到以预防为主，治疗为辅，早发现，早治疗。

4. 定期涂氟 涂氟是利用氟化物防龋的作用，涂在牙齿表面形成保护膜，增强牙齿的抗龋能力，降低龋病的发生率。美国儿童牙科学会建议从宝宝长牙开始就应该每 3 ~ 6 个月带宝宝定期涂氟。如果医生评估孩子为低患龋风险，一般可从 3 岁开始涂氟，每半年一次；若为中到高患龋风险，建议尽早涂氟，每年 2 ~ 4 次，具体由医生根据孩子牙齿情况来判断。

5. 饮食指导 在婴儿期提倡母乳喂养，相对人工喂养和混合喂养，纯母乳喂养时乳牙患龋病的危险性相对较低。人工喂养时要注意在牛奶和饮水中少加糖，避免婴儿从小养成摄取甜味的习惯。饭后、喝奶后以及早晚喝温开水，代替漱口。

及时为宝宝增加辅食，合理搭配，食物多样化，保证营养均衡，多食用含钙和蛋白较高的肉、蛋、牛奶等，多食用含纤维素的蔬果，锻炼咀嚼能力，促进牙面自洁和颌骨发育。

限制儿童进食含糖食物的数量和次数，将含糖或含淀粉食物放在正餐时食用，餐后立即漱口，减少甜食在口内停留的时间。特别注意的是尽量避免婴幼儿在睡前进食甜食，因为入睡后唾液分泌减少，滞留在口腔中的糖不易清除，导致患龋风险增大。

三 儿童期口腔保健

儿童期（3 ~ 12 岁）的牙齿主要是乳牙和年轻恒牙。乳牙列期保护好乳牙，混合牙列期促使乳、恒牙正常替换，混合牙列期和年轻恒牙列期关注新萌出的年轻恒牙并最终使儿童能拥有正常健康的恒牙列，是儿童口腔医学中的一个重要部分。

口腔健康是身心健康的重要标志，第四次全国口腔健康流行病学调查结果显示，我国 3 岁儿童患龋率高达 50.8%。随着我国经济的发展，家长的口腔健康意识明显增强，儿童龋病的发病情况已引起社会的高度重视。儿童期的口腔保健不仅是恢复受损牙体、牙列的形态和功能，还需要在其生长发育过程中养成良好的饮食习惯、口腔卫生习惯、定期口腔检查，并且时刻预防口腔的意外伤害。因此，正确的口腔保健知识对于儿童期来说，是促进儿童口腔健康、全身健康的重要保障。

（一）儿童人群特点

儿童时期牙齿、牙列、颅颌面生长发育的变化最大，也最为活跃，只有正确认识并掌握其规律特点，才能准确地判断其异常的倾向。儿童牙齿发育异常包括牙齿数目异常、形态异常、结构异常和萌出异常等。我们需要选择合适的时机，进行多学科合作治疗。早期的治疗和适宜的处置有利于儿童牙齿正常发育。

儿童期可分为学龄前期和学龄期两部分。学龄前期指从幼儿期结束到入小学前，即 3 岁至 6 ~ 7 岁。学龄期指从入小学到青春发育开始，即 6 ~ 7 岁至 12 岁。

1. 学龄前期儿童人群特点

（1）机体特点：此期体格发育速度稳定增长，智能发育进一步加速，有与同龄儿童交往的能力和经验，有自理能力，理解力逐渐加强，可用语言表达自己的思维和感情。此期儿童可塑性很强，可充分开发此期儿童的潜力，养成良好的生活、学习习惯。

（2）口腔特点：3 岁后儿童的免疫力增强，患病的危险性较婴幼儿期降低，但变态反应性疾患开始出现，如哮喘、肾小球肾炎、过敏性紫癜等。龋源性根尖周炎可成为引发这些疾病的感染性病灶。

5 岁是乳牙龋病的高发年龄段，应注意合理膳食，鼓励儿童多吃纤维性食物，锻炼咀嚼能力，促进牙面自洁和颌骨发育。另外，告知儿童保持牙齿清洁的意义，学会自己刷牙，养成早晚刷牙的习惯，并定期进行口腔检查，及时治疗龋坏也是日常保健的内容。

2. 学龄期儿童人群特点

（1）机体特点：此期儿童颅脑的发育已与成人无大区别，儿童智力迅速发育，是系统学习文化知识、掌握一定技能的重要时期。

（2）口腔特点：此期儿童淋巴系统的发育处于高峰期，在呼吸道或消化道感染时，扁桃体肥大或咽部腺样体增生常常影响儿童呼吸道的通畅，致使张口呼吸，久之容易形成牙弓狭窄，上颌前牙前突，颜面表现为开唇露齿。

替牙期乳牙开始脱落，恒牙开始萌出，进入混合牙列期，乳牙龋病发病率仍然较高，新萌出的恒牙易发生龋坏，应注意预防和治疗龋病及错殆畸形。

7～8岁，乳牙患龋率达到高峰。这一时期恒牙开始萌出，新萌出的恒牙因位置靠后，不易清洁；乳恒牙替换过程中可能出现暂时性错殆畸形，牙列不整齐，保持口腔清洁较困难，患龋率随之增高。在牙列中滞留的乳牙、早失乳牙间隙管理不当等均易导致牙列紊乱，引起错殆畸形。

（二）儿童常见口腔症状

1. 乳牙滞留 乳牙滞留是指乳牙未脱落，恒牙就从唇、颊、舌、腭侧萌出，由于恒牙已萌出，乳牙不让位，恒牙被迫从乳牙周围空隙位置长出，即出现"双排牙"现象。

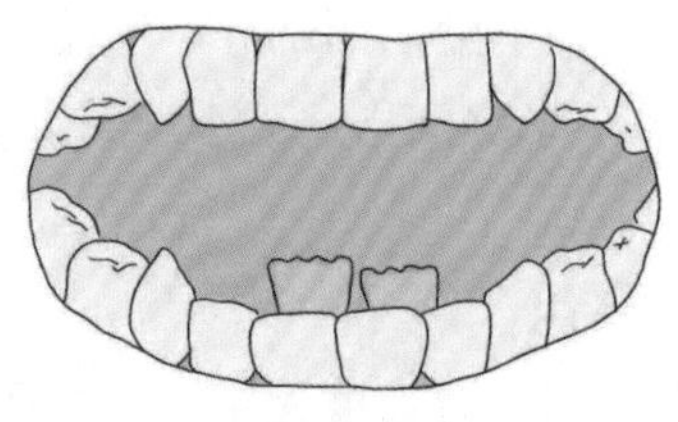

乳牙滞留

（1）与生活习惯的相关性：随着生活水平的提高，家长对孩子的呵护无微不至。苹果削成小块，排骨剔成碎肉，坚果打磨揉碎等，如此"周到"精细化的饮食却让孩子们缺乏咀嚼锻炼的机会，牙床和颌骨得不到充分的锻炼和刺激，咀嚼不足，发育延缓，导致乳牙始终如一地坚守岗位，恒牙硬着头皮破土而出。

（2）与全身健康的关系

1）局部因素：继承恒牙胚先天性缺失、埋伏阻生、异位萌出，不能使乳牙脱落；继承恒牙胚萌出方向异常，使乳牙牙根未被吸收或吸收不完全造成乳牙迟迟不脱落；由于乳牙疾病而继发的牙根周围感染，导致恒牙胚坏死；因乳牙外伤而损伤恒牙胚。

2）全身因素：如佝偻病、先天性外胚叶发育异常、颅骨锁骨发育不全，以及一些遗传因素等，儿童营养不良、内分泌代谢障碍等原因也会造成乳牙滞留。

2. 乳牙龋病 乳牙龋病（俗称"蛀牙"）是一种慢性感染性口腔疾病，

是可防可控的。但由于儿童生长发育和牙齿生理与解剖的特点，使儿童龋病与成人相比病损波及范围更广泛，进展迅速且危害大。乳牙龋的分类除了临床上常用的按龋损波及的深度分为浅、中、深龋外，由于儿童牙齿的解剖和组织结构特点以及特殊的饮食习惯等，乳牙龋病还有一些特殊类型，如低龄儿童龋、猖獗龋（俗称“猛性龋”）等。

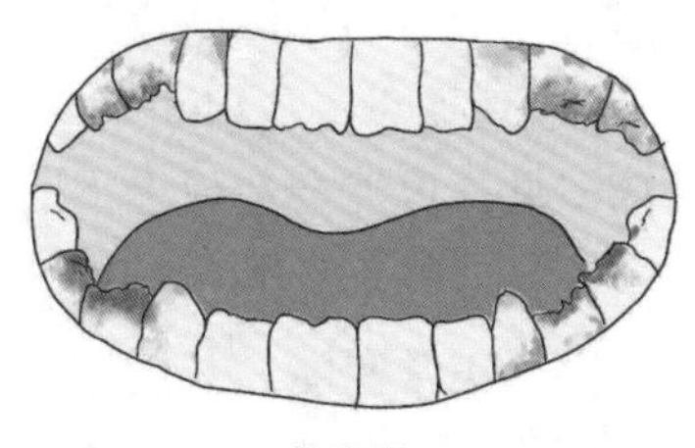

儿童龋

（1）与生活习惯的相关性：除乳牙的矿化程度较恒牙低，抗酸力弱，牙釉质、牙本质薄易发生龋坏外，幼儿咀嚼功能差，以流食或半流食为主，且甜食多，黏着性强，易发酵产酸，这些食物致龋力强且易附着于牙面，也容易导致乳牙龋齿的发生。此外，儿童较难自觉地维护口腔卫生，家长也往往不够重视，加上儿童时期，特别是幼儿的睡眠时间长，口腔处于静止状态的时间也较长，此时唾液分泌量少，菌斑、食物碎屑、软垢易滞留于牙面上，有利于细菌繁殖，成为致龋的因素。

（2）与全身健康的关系：乳牙龋坏除了使咀嚼功能明显降低，对龋齿相邻的恒牙及继承恒牙牙胚、口腔黏膜软组织（慢性创伤性溃疡）的损伤外，还可能造成全身性的影响。多数乳牙龋坏致咀嚼功能降低，影响儿童的营养摄入。儿童又正处于生长发育的旺盛时期，故颌面部和全身的生长发育均会受影响，机体的抵抗力也可降低；龋损达到牙本质深层，炎症累及牙髓时引起的慢性根尖周炎可作为病灶牙使机体的其他组织发生病灶感染，如出现低热、风湿性关节炎、蛛网膜炎、肾炎等；乳牙的崩坏和早失会影响正确发音；另外龋坏也影响面部的美观性，尤其在前牙区严重龋损时可对儿童心理健康造成一定的影响。

3. 儿童口腔不良习惯 所谓习惯，就是指在一定间隔时间内有意识或无意识地反复重复一个相同动作，并不断持续。儿童口腔不良习惯（如吮指习惯、唇习惯、舌习惯、偏侧咀嚼习惯、咬物习惯和睡眠习惯等）是形成错殆畸形的主要原因之一。

（1）与生活习惯的相关性：一般情况下儿童几乎都有吮指习惯，在2～3岁前可视为正常的生理活动，通常4～6岁会自行消失，若在此之后仍然继续，则可能出现牙弓狭窄，上前牙前突，前牙咬合不良等情况。儿童因替牙或龋齿等情况，常用舌尖舔感觉异常的牙齿；一些儿童由于扁桃体肥大等原因将舌前伸以使呼吸道通畅，长时间作用就会形成吐舌或舔牙的习惯，这些均可能造成开殆、反殆、下前牙出现间隙等情况，若不及早治疗，甚至可能造成骨性畸形。在6～15岁之间，常由于儿童情绪不好，出现咬唇动作，日久形成唇习惯，女孩多见，可能会造成上下前牙唇向或舌向倾斜，甚至可能出现下颌后缩或反殆等骨性畸形。当一侧后牙有严重龋坏或乳、恒牙早失时该侧不能咬合，无法进行正常咀嚼，只能用健侧咀嚼食物，久之就形成了偏侧咀嚼习惯，长期偏侧咀嚼可能造成颜面左右两侧发育不对称，下中线乃至下颌向一侧偏斜。咬物习惯多见咬铅笔和啃指甲，还可见咬各种文具及衣服角等，咬物固定在牙弓的某一部位，常形成局部小开殆畸形。儿童睡眠时，常用手、肘或拳头枕在一侧的脸下，有时用手托一侧腮部读书或思考问题，都可能对颌面骨骼的正常发育及面部对称性造成影响。

（2）与全身健康的关系：患儿张口呼吸常由于过敏性鼻炎、鼻咽结构异常、腺样体和扁桃体肥大或上呼吸道感染等原因引起。由于张口呼吸破坏了口腔、鼻腔气压的正常平衡，影响口腔和鼻腔的正常发育。

4. 萌出性龈炎 萌出性龈炎，是指牙齿萌出时可见的暂时性牙龈炎。常见于乳牙和第一恒磨牙萌出时，牙冠周围的牙龈组织出现红肿、充血、疼痛及破溃等症状。乳牙萌出前，临床上可见覆盖牙面的牙龈局部肿胀，呈青紫色，内含组织、血液，称为萌出性囊肿，也是萌出性龈炎的一种。

（1）与生活习惯的相关性：牙齿萌出时，牙龈常有异样感，小朋友喜用手指、玩具去触摸或咬牙龈，从而损伤牙龈黏膜导致牙龈发炎；牙齿萌出过程中，有部分残留的牙龈覆盖牙冠，牙龈在饮食咀嚼过程中被咬伤而发生感染。

（2）与全身健康的关系：牙齿萌出过程中，在牙冠周围或覆盖牙冠的龈袋内由于牙垢、食物等堆积而导致感染，常发生于小朋友受凉、疲劳、免疫力下降时，主要由链球菌或葡萄球菌引起。

5. 多生牙 也称额外牙，属牙齿发育异常分类中的数目异常，指多于正常牙数以外的牙齿。人类正常乳牙有20颗，恒牙有28～32颗，除此以外发生的牙齿均为多生牙。多生牙的发生率在1%～3%之间，男性多于女性，最常见发生于上颌前牙区域。

（1）与生活习惯的相关性：多生牙的病因机制尚不明确，因此与生活习惯的相关性暂不明确。对多生牙形成的原因有数种推测：①进化过程中的返祖现象，人的牙齿数目均少于原始祖先的牙齿数目，个别人发生多生牙可能为祖先原始牙齿数目的一种反应，即返祖现象；②牙胚的分裂；③牙板局部的活性亢进，这点是解释多生牙发生最为广泛接受的理论；④遗传被认为是发生多生牙的一个重要的因素；⑤一些综合性疾病的表现，最常见的是唇腭裂。

（2）与全身健康的关系：有些多生牙仅表现为牙齿数目的增多，但大多数多生牙都会引起相关并发症，包括牙齿阻生、牙齿迟萌、异位萌出、牙列不齐、前牙牙间隙过大、牙列拥挤等，大部分的多生牙都会干扰口腔颌面部的正常发育，影响儿童的口腔健康和心理健康。多生牙的位置比较特殊，所以会给刷牙带来一定的难度，吃东西时更容易使食物残渣残留在牙齿缝隙里，影响口腔卫生，导致牙龈组织发炎，甚至口内细菌进入胃肠，可能出现胃肠方面的疾病。因此，为减少多生牙对恒牙和恒牙列的影响，应尽早发现，及时处理。

6. 阻生牙　是指由于邻牙、骨或软组织的阻碍而只能部分萌出或完全不能萌出的牙。阻生牙常见症状有牙龈发炎、疼痛、脸肿、张口困难，甚至发热。人群发病率为1%～2%，阻生牙常发生在下颌第三磨牙、上颌尖牙、上颌中切牙及下颌第二磨牙。儿童期临床上最常见的阻生为上颌前牙骨埋伏阻生，上颌前牙阻生约占2.3%，男性略多于女性，多发于单侧，也可发生在双侧。对于这类埋伏阻生牙，临床上多选择牙槽外科手术开窗结合正畸牵引的方法治疗。

（1）与生活习惯的相关性：人类在进化过程中生活习惯也发生了改变，摄取的食物越来越精细，咀嚼器官也随之退化，摄取精、细、软的食物有可能导致换牙时乳牙迟迟未掉，造成牙齿滞留；运动过程中发生碰撞引起牙外伤也有可能增加阻生牙的患病率。

（2）与全身健康的关系：阻生牙在颌骨发育不足的情况下，没有完全长出来，埋在骨头里面，但是与邻牙之间有间隙可能隐藏细菌，在进食时食物从牙龈间隙渗透进去，然后逐渐形成慢性炎症，长此以往，机体抵抗力下降时就会发炎，引起疼痛、肿胀，甚至会引起根尖周炎，进一步向深部骨髓腔扩散，从而形成骨髓炎。因此若发现上颌前牙阻生一定要早诊断、早治疗，8 岁前可获得较好的治疗效果。

7. 错殆畸形 绝大部分错殆畸形是儿童在生长发育过程中，由先天的遗传因素或后天的环境因素，如口腔不良习惯、替牙异常等导致的牙齿、颌骨、颅面的畸形，如牙齿排列不齐、上下牙弓咬合关系异常等。此外，也可因外伤、牙周病等原因而造成错殆畸形。近代错殆畸形的概念不只是指牙齿错位和排列不齐，而是指由牙颌、颅面间关系不协调而引起的各种畸形。

（1）与生活习惯的相关性：错殆畸形的病因除了遗传等先天因素外，还与儿童的全身性因素、颌面局部因素以及功能异常和不良习惯等因素息息相关。如儿童在生长发育时期，营养物质摄取不足，会引起营养不良性发育畸形；人工喂养时，奶瓶位置不正确、奶头孔大小不适及喂养姿势不良等造成婴儿下颌前伸不足或前伸过度，出现下颌后缩或下颌前突畸形；现代食物结构的变化在很多方面不利于咀嚼功能的有效发挥，如加工精度、柔性以及黏性均较高的食物更易导致错殆畸形；因鼻腔疾病如鼻窦炎、鼻甲肥大、鼻炎等被迫用口呼吸，久而久之也会引起颌面部发育畸形；儿童口腔不良习惯，如吮指习惯、唇习惯、舌习惯、偏侧咀嚼习惯、咬物习惯和睡眠习惯等，也是造成错殆畸形的原因。

（2）与全身健康的关系：在儿童生长发育过程中，错殆畸形将影响牙颌面软硬组织的正常发育。错殆的牙齿拥挤错位由于不易清洁而好发龋病及牙龈、牙周炎症，同时常因牙齿错位而造成牙周损害。严重的错殆畸形可以影响口腔正常功能，如前牙开殆造成发音的异常；后牙锁殆可影响咀嚼功能；严重下颌前突造成吞咽异常；严重下颌后缩则影响正常呼吸。各类错殆畸形还可影响容貌外观，可呈现开唇露齿、颧骨高突等畸形。总之，错殆畸形不但对牙颌颅面的局部造成危害，并且可影响全身健康，如因咀嚼功能降低引起消化不良及胃肠疾病。此外，由于各类错殆畸形影响容貌外观，对儿童可造成严重的心理和精神障碍。

8. 牙外伤 指牙齿受创伤，特别是因打击或撞击所引起的牙体硬组织、牙髓组织和牙周支持组织的损伤。由于儿童正处于身体、生理、心理生长发育阶段，心智发育不全，较成人更易发生牙外伤，尤其是前牙外伤。加之儿童的活动性较强，特别在学龄时期，剧烈的运动或玩耍，常易发生碰撞、跌倒，有时由于意外事故，如车祸等，容易造成牙齿外伤。

（1）与生活习惯的相关性：3～4 岁时期儿童运动能力、反应等都正处于发育阶段，容易摔伤或撞在物体上造成乳牙牙外伤。年轻恒牙外伤多发生于 7～9 岁儿童，占恒牙外伤的 50%～70%。随着年龄增长牙外伤发生率降低。年轻恒牙发生率高于乳牙。男孩发生率高于女孩。上颌中切牙由于处在面部较为突出的部位而易受伤，若前牙外凸就更易致外伤，下颌切牙、尖牙及后牙均有面颊保护，通常较少受累。受伤时间和地点多和儿童活动范围与活动性质有关，与乳牙外伤多发生在室内不同，恒牙外伤常发生在室外。学校、游乐园、公园等地方运动、玩耍、追逐打闹时易发生碰撞、跌倒；或者意外事故，如车祸等造成牙齿外伤。

（2）与全身健康的关系：很多家长认为，牙齿撞到了，也不危及生命，况且也没撞掉，不用重视。殊不知，即便是轻微的牙齿外伤，外部即便没有损伤，牙齿内部（如牙神经）也有可能受到了伤害。

1）乳牙外伤的危害：①影响进食或完全不能进食。②乳牙外伤后可能会直接损伤恒牙胚，造成其发育不全、畸形、阻生，严重时应及时拔除。③婴幼儿的自我意识正处于发展阶段，极度松动的或全脱出牙齿处理不当可能造成误吞或误吸而危及生命。④乳牙硬组织折断或牙周组织损伤还可继发牙髓、牙周组织的感染，如不及时治疗，可危害恒牙胚的生长发育，造成不良后果。

2）恒牙外伤的危害：①影响进食或完全不能进食。②恒牙外伤可造成牙齿折断、松动或移位，牙齿折断可导致牙本质或牙髓暴露；牙齿松动或移位严重时也可造成牙髓和血管的损伤。如若处理不当，会造成牙髓炎及根尖周炎，严重时影响牙根的正常发育导致牙根吸收甚至牙齿丧失。③全脱出的牙齿如未到医院行牙再植术及固定术会导致牙齿直接丧失。④丧失了的牙齿，如若不及时佩戴间隙维持器，导致牙齿间隙丧失，造成错殆畸形，成年后难以修复。⑤牙周组织和黏膜组织损伤，处理不当可引起感染、瘢痕、组织畸形等不良后果。⑥影响美观、发音、咀嚼功能、身体发育等，对儿童心理造成不良影响。⑦外伤后的不确定性，除长期观察外，可能会与正畸、牙周、修复、种植等科室联合治疗，治疗疗程长且治疗费用高，从而增加家庭负担。

（三）儿童期的口腔宣教和护理指导

1. 学龄前儿童

（1）乳牙完整，恒牙健康：完整健康的乳牙列能够发挥正常的咀嚼功能，可保障恒牙和颌面部骨骼的正常生长发育，有利于孩子准确发音，引导恒牙正常萌出，使儿童获得健康终生的恒牙。

（2）增强咀嚼，口腔健康：健康的饮食结构和良好的饮食习惯是口腔健康和全身健康的基础，养成良好的饮食习惯会使儿童受益终身。儿童应注意平衡膳食，做到不挑食，特别是多吃蔬菜和新鲜水果等纤维含量高、营养丰富的食物，这样，既有利于牙齿的自洁作用、不易患龋病，又有利于口腔颌面的生长发育，促使牙齿排列整齐，增强咀嚼功能。

（3）睡前刷牙，不再进食：由于人在睡眠期间口腔运动少，唾液分泌量减少，口腔的自洁作用差，如果刷牙后睡前再进食易患龋病和牙龈炎。此外，儿童应养成规律饮食的习惯，除每日三餐外，尽量少吃零食。如果吃零食也应在吃零食后及时漱口，保持口腔清洁。

（4）宝宝刷牙，家长监督：

1）父母仍是刷牙的主力军：孩子在这个年龄段正处于刷牙能力显著提高的阶段，但孩子手部肌肉的发育尚未成熟，灵巧度不够，还做不到对牙齿进行彻底清洁，因此，父母仍是刷牙的主力军。此时孩子大多可以很好地漱口，因此可以适当使用含氟牙膏。

2）快乐刷牙：为了培养孩子的刷牙兴趣，家长可以用做游戏的方式和孩子互动，如在孩子面前快乐地刷牙，营造一个快乐的气氛，从而激发孩子的好奇心，愿意模仿家长刷牙。

3）换牙期间清洁工作更要仔细：此阶段处于孩子的换牙期，由于乳牙与恒牙同时存在，会造成牙齿在排列上不如乳牙期规整，出现参差不齐的情况。所以，清洁牙齿的工作会比之前困难，特别是当乳牙非常松动时，孩子和家长都不敢触碰，往往会使得牙齿周围的牙龈出现炎症或出血疼痛。除此之外，牙齿排列不齐还容易出现清洁死角，特别是最里面的磨牙，很容易因为清洁不到位而产生龋齿，家长一定要做好监督和协助工作。

4）刷牙姿势：在这个年龄段，采取适当的姿势固定孩子，对孩子进行口腔卫生保健仍是十分有效的。一种方法是家长站在孩子的身后，使家长和孩子朝向同一方向，孩子的头向后靠在家长的非优势胳膊上或胸前，家长用另一只手给孩子刷牙。使用牙线的姿势也大致是这样。许多家长喜欢站在孩子前面给孩子刷牙，这样孩子头部的支撑弱，刷牙效率低，不建议使用。

5）使用牙线：此外，每天应使用牙线清洁牙齿邻面。

（5）不良习惯，及早纠正：儿童口腔不良习惯有吮指、咬下唇、吐舌、口呼吸等，应尽早戒除，否则会造成上颌前突、牙弓狭窄、牙列拥挤等错殆畸形。如果 3 岁以上的儿童仍存在上述不良习惯，且不能通过劝导而戒除，应及时到医院诊治，通过适当的矫正方法，帮助其戒除不良习惯。对有口呼吸习惯的孩子，应检查其上呼吸道是否通畅，积极治疗扁桃体肿大、腺样体肥大、鼻甲肥厚等病症，及时纠正口呼吸。

（6）半年检查，一次不落：3 ~ 6 岁是儿童患龋的高峰期。该阶段牙弓开始发生变化，出现牙间隙，为换牙做准备，但易造成食物嵌塞，引发邻面龋。龋病早期治疗时间短、痛苦小、效果好、花费少。所以提倡学龄前儿童每 6 个月接受一次口腔健康检查。在对儿童进行口腔健康检查的同时，应提供有针对性的专业口腔健康指导，增强家长和孩子的口腔健康意识。

（7）前牙反殆，早治早好：上颌骨发育不足和遗传等先天因素是前牙反殆的病因，不良的喂奶姿势和儿童的不良习惯也可造成前牙反殆。前牙反殆可限制上颌骨发育，导致下颌过度前伸，造成颜面中部三分之一凹陷，明显影响面貌，早期矫治可纠正或减轻面貌改变，取得相对好的治疗效果。乳前牙反殆的最佳矫治时间为 3 ~ 4 岁。

（8）局部用氟，预防龋坏：含氟牙膏具有一定的预防龋病的作用。学龄前儿童一般都会漱口，并把口腔内的异物吐出，故可用儿童含氟牙膏刷牙，但每次用量为豌豆粒大小，并在家长或老师的监督指导下使用，以防误吞。另外，每 3 ~ 6 个月可在医院和幼儿园由专业人员进行牙齿涂氟，预防龋病。

（9）乳牙龋病，及时治疗：龋病可影响儿童口腔和全身健康。龋病最初的表现是牙齿局部变色，一般为黑色，有时在上前牙表现为白垩色改变，进而牙齿表面硬组织剥脱，形成龋洞，直至牙齿完全崩解、脱落。龋病可引起牙痛，牙龈、面部肿胀，甚至高热等全身症状。龋病长期得不到治疗可造成儿童偏侧咀嚼，双侧面部发育不对称；还可影响恒牙的正常发育和萌出。如果没有健康的牙齿，孩子就不愿吃含纤维多的蔬菜和肉食，养成偏食等不良饮食习惯，影响机体正常生长发育。因此，“乳牙总是要换的，坏了不用治”的看法是错误的。

（10）乳牙外伤，尽早就医：乳牙外伤常发生于 2 岁左右的幼儿，多为上颌前牙，一般是由跌倒引起，外伤可导致牙齿松动、折断和脱落，乳牙外伤可能会影响以后恒牙的发育和正常萌出，应及时就诊。

2. 学龄期儿童

（1）换牙时期，先掉后长：学龄儿童口腔的最大变化是换牙。在此阶段，孩子的 20 颗乳牙会逐渐换成 28 ~ 32 颗恒牙。牙齿替换的正常顺序是乳牙先松动脱落，恒牙再萌出。如果乳牙未掉、恒牙已先萌出，新萌出的恒牙常不能顺利进入牙列，造成恒牙排列不齐，此时应尽早就诊。

（2）危险运动，预防外伤：平时应让儿童穿着防滑鞋；参加体育活动和游戏时，要熟悉场地的情况，避免盲目冲撞、奔跑；不要用石子、碎砖等危险物品互相投掷；在进行滑板、轮滑、球类等高速度、高风险运动之前，最好佩戴头盔、运动防护牙托等防护用具，尽量减少牙受伤的危险。

牙齿是不可再生的硬组织，如果受伤后出现牙龈出血、牙齿裂纹、折断、松动、移位，应立即到医院就诊。

如果整颗牙齿脱落了，要尽快找到牙齿，用手捏住牙冠部位用凉开水或自来水冲洗掉牙表面的脏东西，但千万不要刷、刮牙根部，然后将冲洗干净的牙齿放回到牙槽窝中；也可以将牙齿泡在新鲜的冷牛奶、生理盐水或含在舌下，迅速到医院就诊。牙齿离开口腔的时间越短，再植成功的可能性越大，最好在 30 分钟内治疗。

（3）窝沟封闭，防龋必备：“六龄牙”是萌出时间最早的恒磨牙，其咀嚼功能最强大，也最容易发生龋病，甚至造成过早脱落，所以保护儿童的第一恒磨牙很重要。窝沟封闭是预防恒磨牙窝沟龋的最有效方法。其原理是用高分子材料把牙齿的窝沟填平，使牙面变得光滑易清洁，细菌不易存留，达到预防窝沟龋的作用。需要提醒的是窝沟封闭后还应好好刷牙，在进行定期口腔检查时，如果发现封闭剂脱落应重新封闭。

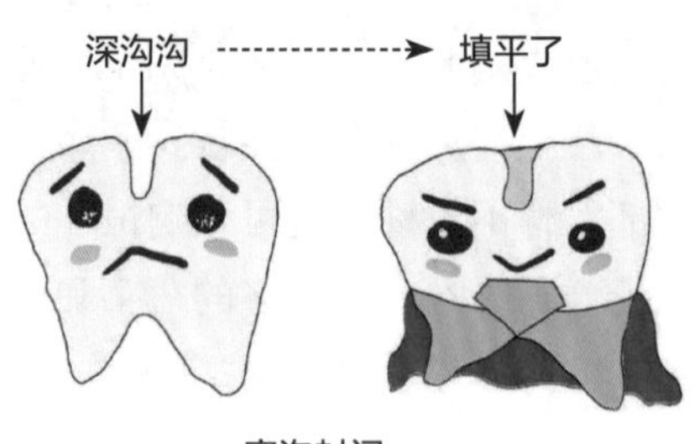

窝沟封闭

（4）牙龈炎症，重点刷牙：青少年牙龈炎表现为刷牙和咬硬物时牙龈出血、牙龈肿胀、口腔异味等，其病因与青春期性激素水平变化有关，更主要的是牙菌斑堆积。所以，预防和治疗青少年牙龈炎最有效的方法是有效刷牙清除牙菌斑。在出现牙龈出血后，应更注意刷牙，可在出血部位稍微多放些牙膏，轻柔地反复多刷几次，并结合使用牙线彻底清除该处牙菌斑。上述方法不能奏效时，应及时就医。

（5）牙齿乱排，矫正来治：刚萌出的两颗上前牙之间间隙较大，正常情况下会随着其他前牙的萌出，间隙自动消失。如间隙过大或不能自动关闭时，应到医院检查。通常在12岁左右，乳牙完全替换为恒牙。如果存在牙齿排列不齐等错𬌗畸形，可在此时期进行矫正，易达到良好的治疗效果。需要提醒的是，接受正畸治疗的儿童每餐后均应刷牙以清除菌斑和滞留的食物残屑，建议选择正畸专用牙刷和牙间刷清洁牙齿。

四 青春期口腔保健

俗话说的好，牙口好才能吃得好，吃得好才能长得好，对于青春期发育迅速的孩子来说吃得好就尤为重要了。

青春期（12～18岁）是从童年到成年的过渡期，像花儿一样的年纪，在这个过程中，青少年会经历身体上的发育和心理上的发展及转变，而不良饮食习惯和青春期激素分泌的改变增加了青少年患口腔疾病的风险，比如虫牙、牙龈发炎等。因此，正确的口腔保健教育对于青少年来说，是健康成长、养成良好习惯的重要保障。本节介绍的口腔保健内容将重点围绕12～18岁青少年开展。

（一）青春期人群特点

青春期意味着进入了生长发育的第二大高峰期，是青少年心理和生理都逐渐走向成熟的阶段，也是人格建构的重要时期。但青少年作为心理迅速走向成熟而又尚未完全成熟的过渡期人群，通常对口腔的保健意识较差，需要借助其他形式，如家人、社会、网络等方面的引领，使其对口腔保健有正面的认识。

1. 身体特点 青春期阶段激素的大量分泌不仅会促使身体迅速发育，表现为快速长高、第二性征的出现和其他性发育、体格发育等，还会令个体的情绪多变，更自信、独立或更冲动、易怒。青春期也是发展独立、成熟自我、发展社会性的重要阶段，各种社会交往能力的培养与矛盾冲突的化解是青少年重要的功课。青少年学习能力强，好奇心重，可引导其认知正确的口腔健康知识，树立良好的口腔保健习惯。

2. 口腔特点 青少年喜爱甜食、碳酸饮料及各种“垃圾食品”，同时，体内性激素的变化会导致牙龈中血管的通透性增加，牙龈对口腔内细菌和食物残渣等不良刺激的敏感性增加，因此易导致一系列口腔疾病的发生。此外，该阶段的青少年处于颌面发育的关键期，可调整性强，如果接受正畸矫正治疗，可充分利用颅颌面生长发育的优势使面部发育匀称。

（二）青春期易患口腔疾病

1. 青春期牙龈炎 俗称“牙龈红肿”，青春期内分泌特别是性激素的改变，使牙龈组织对于轻微的局部刺激会产生很明显的炎症反应而出现青春期牙龈炎的症状，可表现为刷牙出血、口臭。造成牙龈炎的原因有很多，其中最重要的是牙菌斑。青少年口腔卫生维护不良，如刷牙时间不够、方法不正确等，均可导致食物残渣滞留，进一步发展为牙结石，促使菌斑聚集。

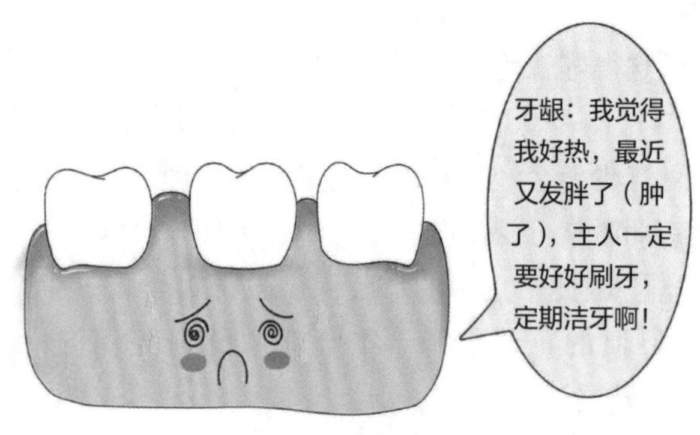

青春期牙龈炎

什么是青春期牙龈炎？一起来看看小强的故事了解一下吧。

几个月前，小强发现自己刷牙时牙龈经常出血，啃甘蔗时也能看到自己的血牙印子，甚至吃自己爱吃的冰激淋都会异常不适。起初和妈妈说起，小强只觉得是上火或者吃东西太大力便不以为意；后来妈妈见小强疼痛感愈来愈强，这才带到专业的口腔医院就诊。医生检查发现，小强口腔卫生较差，牙面有大量菌斑软垢，牙龈充血肿胀，触之易出血。在医生告知下才得知小强患上了青春期好发的牙龈炎症。

（1）与生活习惯的相关性：青少年的口腔发育差异较大且具有自身特点，当恒牙已生长，而乳牙还未脱落时，会造成牙齿拥挤（俗称“背背牙”）、排列不齐的情况，牙齿清洁困难。加之青少年喜爱零食、进食零食频率高、口腔卫生保健意识淡薄等一系列原因导致菌斑易残留。

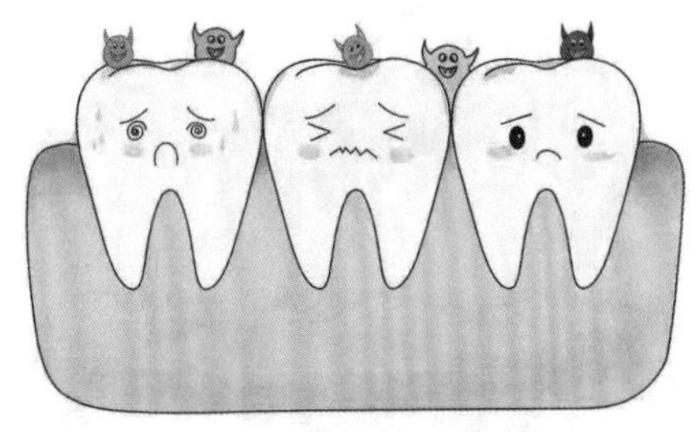

甜食——口腔细菌的最爱

（2）与全身健康的关系：青春期牙龈炎受体内性激素水平的影响，导致牙龈炎患病率和严重程度增高。青少年正值心理敏感期，出现牙龈增生、红肿、出血、发炎及口臭症状时，如不进行治疗，不仅会逐渐发展变成牙周炎，影响口腔健康，还会影响青少年的社会交往力，久而久之会有回避、抗拒、过度焦虑等心理状况出现。最重要的一点，日积月累的牙齿“债务”也不是立马就能偿还的，牙周组织就像牙齿扎根的土壤，土壤一旦流失，想要恢复如初非常困难。

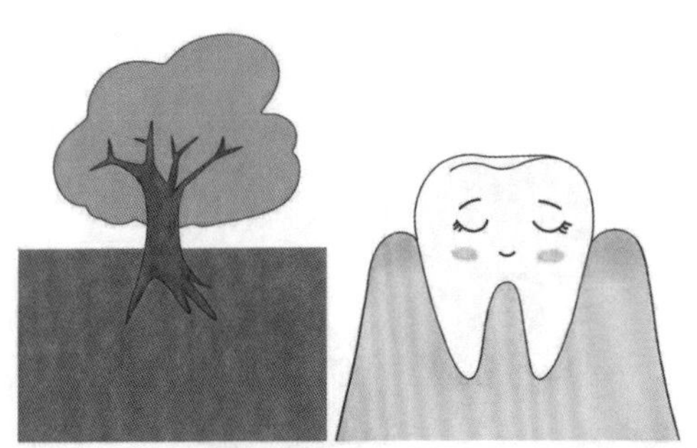

牙齿的土壤——牙周组织

2. 龋病　龋病即人们常说的“虫牙”。龋病初期牙齿上有黑色的点，一般没有任何感觉，后期会发展变成黑色的洞，吃东西时可感到疼痛。青少年喜爱碳酸饮料，长期摄入后易患“牙齿酸蚀症”，牙齿不仅对冷热酸甜敏感，还会出现变色、发黑、缺损，既影响牙齿的功能和生活质量，又影响美观和正常社交。俗话说“牙疼不是病，疼起来真要命”，所以要想生活好，先把牙护好。

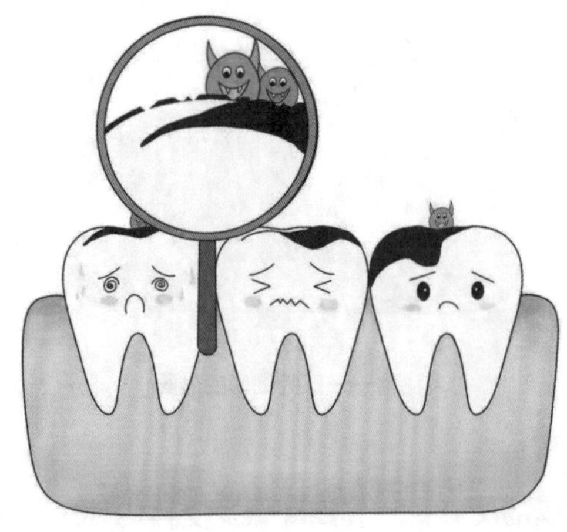

龋齿

（1）与生活习惯的相关性：多数青少年饮食结构安排不合理，摄入大量碳酸饮料、糖类、零食，加之不正确的刷牙习惯，导致食物残渣滞留时间较长，发酵后产生酸性物质，腐坏牙齿，并且在细菌的作用下，易导致牙齿脱矿（即牙齿表面形成黯淡无光的白色斑点）和加速龋病进程。"黑洞"可不好对付，牙髓破坏也是不可逆的，因此希望青少年能立刻重视自己的牙齿！

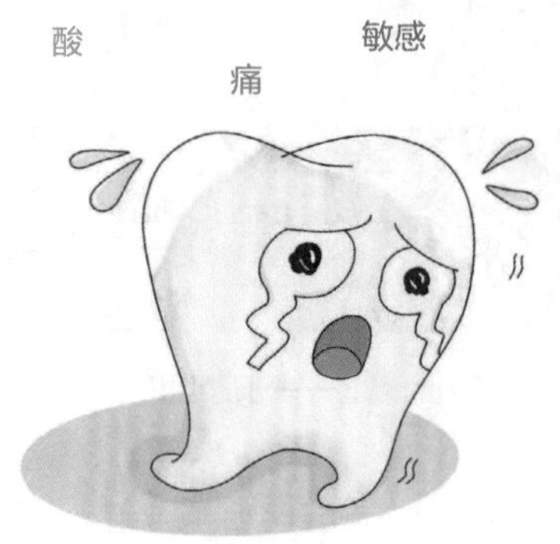

脱矿的牙齿

（2）与全身健康的关系：龋齿疼痛还容易降低青少年食欲，影响胃肠道的正常运转。而青少年患龋时，如不感到疼痛或疼痛轻微时，多数人选择默默承受，用健康的一侧牙齿进行咀嚼，导致大小脸的发生；疼痛严重时，导致其不敢大笑，不喜交流，继而影响社会交流和学业拓展，对青少年身体健康造成极大威胁。

3. 智齿冠周炎 智齿冠周炎是指第三磨牙（即智齿）牙冠周围的软组织炎症。当“尽头牙”有部分悄悄地躲在牙龈里面，形成一个容易藏食物残渣和细菌的“盲袋”时，清洁不到位细菌在里面持续发酵造成发炎，即所谓的智齿冠周炎，而其发炎的罪魁祸首就是因为没有刷好牙。

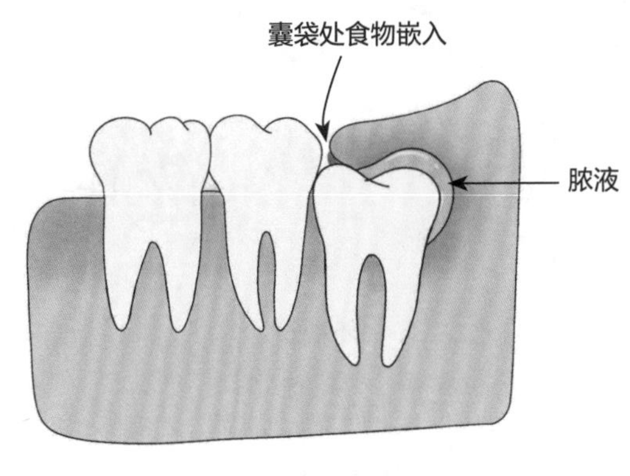

智齿冠周炎

（1）与生活习惯的相关性：“盲袋”部位一般刷牙漱口难以清洗干净，加之冠部牙龈易因咀嚼食物而损伤形成溃疡，当全身抵抗力下降、细菌毒力增强时，便可引起牙冠周围组织炎症。智齿冠周炎通常为颜面部肿胀，不能正常张嘴说话，常伴随着剧烈疼痛，以致青少年不敢用力刷牙，清洁力度不够加速细菌在口腔中的繁殖。因此越不刷牙炎症越重，如此形成恶性循环，所以即使疼痛也要坚持做好口腔清洁。

（2）与全身健康的关系：慢性智齿冠周炎多无明显症状，仅有患处轻微压痛不适。当抵抗力下降时，常致急性发作。急性炎症初期，患者仅感患处轻微胀痛不适，当咀嚼、吞咽、开口活动时疼痛加重，如病情继续发展，可引起不同程度的开口受限、自发性跳痛，全身可出现不同程度的畏寒、发热、头痛、大便秘结等症状，甚至可引起邻近组织器官或筋膜间隙的感染。此时，青少年极易产生抑郁、焦虑、暴躁等心理。

4. 牙外伤 牙齿可因摔倒、交通事故、暴力行为或剧烈运动原因，在外力作用下发生急剧损伤，可表现为牙齿的折断、移位或者脱落，一般上颌中切牙（俗称“门牙”）的损伤较多见。虽然牙齿受伤了但是不痛，是否可以不用处理？这是万万不行的，不管牙外伤的程度如何，都应及时到正规医院进行处理，并检查身体其他部位有无受损。

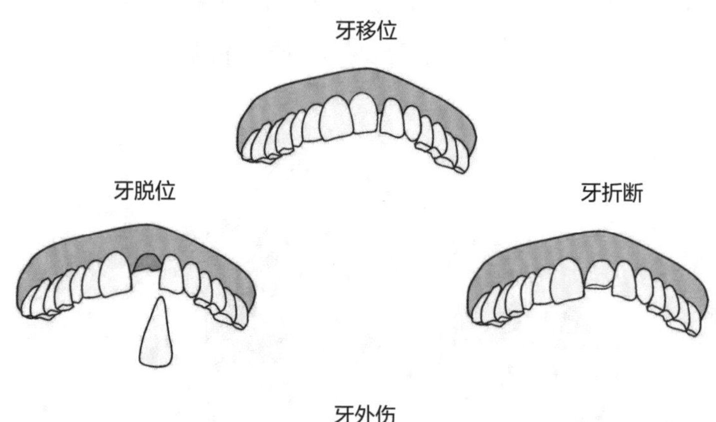

牙外伤

炎热的夏天到了，午后相约一场足球赛，两个小伙伴一碰撞，哎呀，牙齿掉了一颗；赛后喝一瓶冰凉的汽水，牙齿开盖很在行，哎呀，牙齿怎么缺了一块……记住，这些都是牙齿受外伤啦！

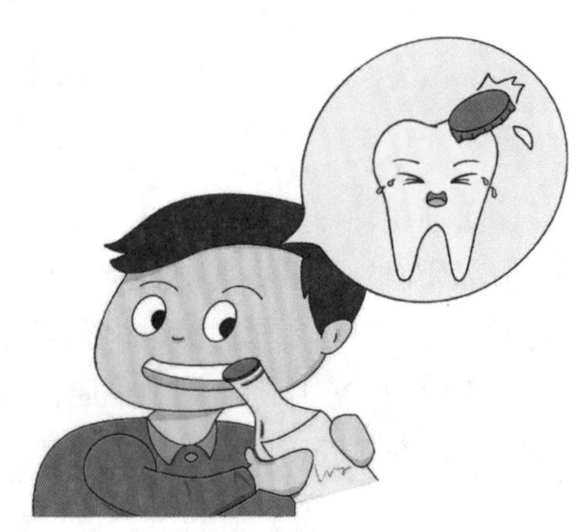
咬瓶盖的危害

（1）与生活习惯的相关性：青春期牙外伤较多见，青少年处于身体生长旺盛时期，这个阶段的青少年往往喜欢打篮球、滑板、滑雪等运动，在剧烈运动和同伴玩耍中易发生碰撞和跌倒，但同时又缺乏运动风险防范意识，如未佩戴运动保护套。加之情绪不稳定，常常因冲动而导致打架斗殴，致使各种牙外伤情况的发生。

（2）与全身健康的关系：如果不及时治疗，严重时牙外伤可因牙髓坏死而引起根尖周组织发炎，从而导致牙槽骨吸收形成根尖囊肿（即牙龈上长包块），同时牙齿缺损和缺失会使患者的美观性受到影响，尤其是青少年对牙齿的美观更加注意，出现这种情况之后可能不愿意与人交流，久而久之会出现自卑、自闭等心理问题。

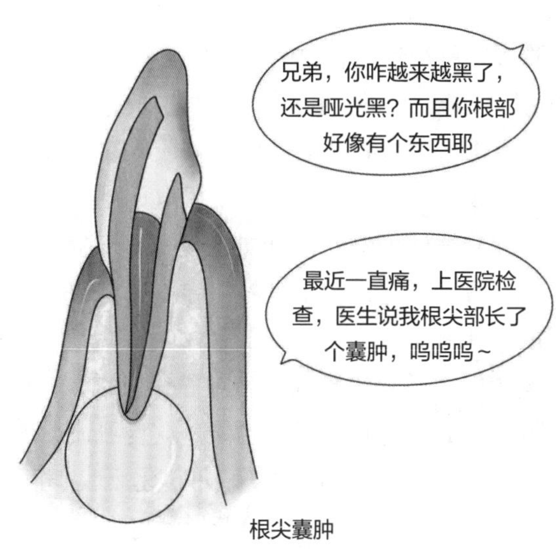

根尖囊肿

5. 口腔溃疡 俗称“口疮”，是一种常见的发生于口腔黏膜的溃疡性损伤病症，多见于唇内侧、舌头、舌腹、颊黏膜等部位，这些部位的黏膜角质化较差或缺乏。口腔溃疡发作时非常痛苦，主要表现为自发性刺痛、烧灼痛。

（1）与生活习惯的相关性：青少年压力较大时容易产生烦躁、焦虑和紧张等负面情绪，导致睡眠不足、过度疲劳，而溃疡发病概率也增加，所以好好休息，放松心情也是治疗口腔溃疡的要点。同时，青少年常有偏食习惯，可导致人体内铁、锌、叶酸及维生素 B_1、维生素 B_2、维生素 B_{12} 等营养成分的摄取不均衡。除此之外，青少年若长时间食用加工粗糙、熏烤、煎炸或腌制食品，会严重刺激口腔黏膜，而且，上述食品的营养成分少，对于身体发育正需要营养的青少年而言是非常不健康的。

（2）与全身健康的关系：口腔溃疡发作时疼痛剧烈，局部灼痛明显，严重者还会影响饮食、说话，对日常生活造成极大不便。还可并发口臭、便秘、头痛、恶心、发热等全身症状。如果遇到长期不愈合的口腔溃疡，应提高警惕尽快到正规医疗机构找口腔黏膜医生做相关专业检查，以排除全身性疾病。

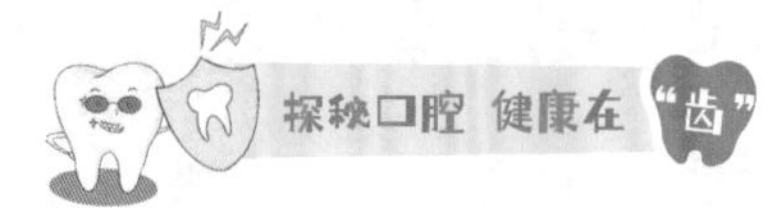

6. 错𬌗畸形 是指在生长发育的过程中，在遗传因素和环境因素共同作用下导致的牙齿、颌骨、颅面的畸形。表现为牙齿排列不齐、上下牙弓关系错位、上下颌骨大小形态位置的异常等，严重者伴有面部畸形的现象，如大家所说的"地包天""龅牙""牙齿不齐""獠牙""月牙脸"等。而青少年处于生长发育阶段，可塑性强，此时纠正效果较好。

（1）与生活习惯的相关性：生长发育时期需要各种营养物质，如维生素、蛋白质、脂肪、碳水化合物及必要的矿物质等，以维持和促进颌面部以及身体各部分的正常发育，若这些营养物质摄取不足，则会引起营养不良性的发育畸形。青少年也常因咬物习惯（如咬笔头、咬指甲等）、舌习惯、口呼吸、偏侧咀嚼、异常吞咽等口腔不良习惯导致各类错𬌗畸形。这个阶段家长需及时关注，把不良习惯扼杀于摇篮之中。

（2）与全身健康的关系：错𬌗畸形会对青少年的鼻、唇、下巴等部位造成不良影响，导致容貌异常，且对咀嚼功能、饮食习惯、睡眠、牙周健康等问题都有影响，导致一系列疾病的发生，如消化不良、睡眠障碍、牙周炎等。唇腭裂（俗称"兔唇"）所致的错𬌗畸形，也会在一定程度上影响患者的发音能力。青春期正处于身体发育和心智性格养成的重要时期，因容貌所致的不自信，日常生活中不敢露齿笑和露齿说话，不常与人交流，长期处在被嘲讽和取笑的精神状态下，很容易受到外界的影响逐渐发展成为逃避或沉默的人格倾向。

（三）青春期的口腔宣教和护理指导

口腔健康是人体健康很重要的组成部分，要逐步引导青少年做好口腔保健工作。口腔健康指导的普及可以有效预防口腔疾病，增强自我口腔保健能力、培养良好口腔卫生习惯，也是有效维护口腔健康的方法。口腔健康指导的形式如下：

1. 个别交谈 当青少年具有足够的口腔保健能力时，是否能够自觉地进行彻底口腔清洁成为这一年龄段主要问题。可以采取口腔专业人员与青少年及其家属就预防保健问题进行一对一的个性化指导交谈及讨论，促使青少年提高和维护口腔健康的自律性。

2. 组织小型会议 青少年对于口腔保健知识的认知有限，有计划、有组织、有系统地举办小型会议进行现场团体指导，如爱牙日活动、社区座谈会、口腔保健知识讲座等活动，让青少年自觉地采纳有益于口腔健康的行为和生活方式，提高生活质量。

3. **借助大众传播媒介** 在互联网＋时代青少年普遍喜爱电子产品，可以通过手机、电视、电影、信息推送等覆盖面广、传播速度快、内容丰富的方式，迅速吸引住青少年的注意力，让其加入到保护口腔健康的行列中来。

口腔保健从牙齿做起，牙齿的保护从生活中做起。让青少年对口腔保健有正确的认知，使其全身健康生长，是社会永久的目标。

五 成年期口腔保健

我们的口腔很神奇！它能帮助我们吃饭、说话和自信的笑。正所谓“口腔健康，全身健康”，然而大部分人却患有不同程度的口腔疾病，如龋病、牙周病、口腔黏膜病等。口腔健康影响着我们生活的方方面面，因此，爱护口腔对健康和日常生活都具有十分重要的作用。成年期（18～60岁）是指青春期后个体基本成熟后进入到新的人生阶段，此阶段生理功能逐渐达到顶峰，持续一段时间后，又逐渐下降，成年期过程很长，年龄跨度大。

根据第四次全国口腔健康流行病学调查显示，我国34～44岁成年人的牙周健康率仅为9.1%，牙周炎是导致我国成年人牙齿缺失的主要原因，约占40%。对于“上有老、下有小”的成年期人群而言，除了“秃”如其来的焦虑，还有嘴里“空空如也”的不安，不仅需要关注自身口腔健康，还有责任和义务去督促、帮助家庭成员保持口腔健康。

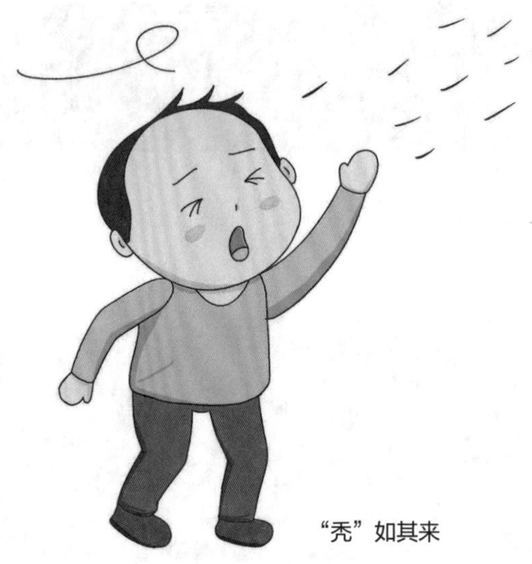

“秃”如其来

（一）成年期人群特点

1. 本身特点 成年期的生理、心理均已发展到较高的程度，成年期过程长，年龄跨度大，既延续了青春期的主要行为，又要接受成年期的许多行为，因此，经历的新事物，承担的责任和义务也是全生命周期最多的，其行为具有较大的灵活性、多样性，以及很强的应对性、稳定性等特点。

2. 口腔特点 成年期口腔发育已基本完成，口腔内常有多种病变同时存在，应注意预防龋病、牙周病、口腔黏膜病等疾病，若有问题及时进行治疗。并且，伴随着年龄的增长，因为各种各样的原因，牙齿会出现松动，严重时可能会脱落，长此以往会对循环系统、消化系统等全身系统造成直接或间接的损害。因此，对于这个阶段的人群来说，重视口腔健康和掌握正确的口腔护理方法尤为重要。

（二）成年期常见的口腔疾病

1. 龋病 龋病是由微生物代谢产酸导致、发生于牙齿硬组织的慢性感染性疾病。口腔中的细菌分解食物残渣、糖类等物质，产生酸性物质，缓慢腐蚀牙齿，造成牙齿硬组织颜色、形态和质地的改变，最终形成龋洞。龋病的好发部位与食物是否容易滞留有密切关系，龋病好发部位包括窝沟、邻面和牙颈部。初期时常不易发觉，牙齿表面脱矿，出现白色斑块，逐渐着色呈黄褐色，或是牙齿变黑，出现黑色小洞等。随着龋洞的加深，易导致牙齿敏感，在进食冷、热、酸、甜等食物时出现牙齿不适。随着牙齿的破坏程度加重，还会出现持续性或偶发性的疼痛，并且，龋洞中残留的食物还会产生腐败的气味，引发口腔异味。

（1）与生活习惯的相关性：成年人处于“上有老，下有小”的阶段，扮演着多个角色，社会压力较大，常常熬夜加班，交际应酬，疏忽了对于口腔卫生的维护，未养成良好的口腔卫生习惯，口腔卫生状况较差，部分成年人喜欢吃甜食，多糖会促进细菌在牙面的积聚和黏附，进而诱发龋病。

（2）与全身健康的关系：龋病会导致牙齿敏感，进食冷、热、酸、甜食物时，牙齿会出现不适感，严重时会出现剧烈疼痛，影响进食，疼痛又会影响咀嚼，未经充分咀嚼的食物进入消化道，会增加消化系统负担，影响营养吸收。早期浅龋若及时治疗可防止病变的进一步发展，反之若治疗不及时则会继发牙髓炎和根尖周炎等疾病。患龋病后，牙齿形态、颜色等可能会改变，还可能会出现口腔异味等，影响社交。

2. 牙周病 牙周病是成年期常见的口腔疾病，牙周病一般分为牙龈病和牙周炎。常表现为牙龈红肿、疼痛、流脓和牙齿敏感、松动等症状。成年人牙周病早期症状不明显，常常只是继发性表现为牙龈出血或口腔异味，牙龈出血、口腔异味都是信号灯，提示应该去牙周治疗了。当患上牙周病后，牙龈就会受到侵害，常引起牙龈红肿、疼痛，从而对生活造成影响，常常表现为吃不下饭、睡不好觉。

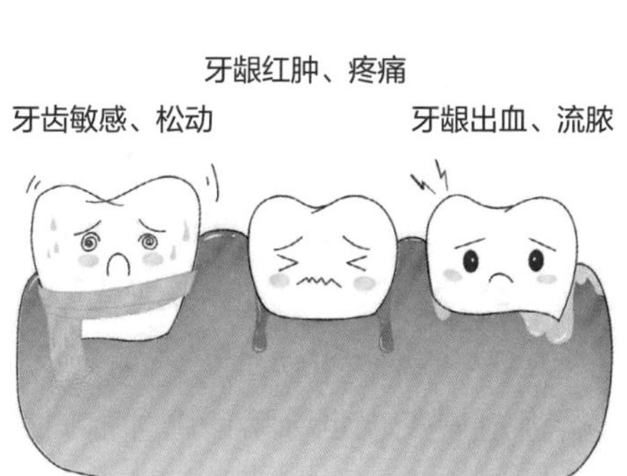

（1）与生活习惯的相关性：成年人熬夜加班，工作压力大，经常饮酒、吸烟，加之成年人喜爱辛辣刺激的食物，是牙周病的高危因素，成年人如没有良好的洁牙习惯、口腔保健意识淡薄，口腔清洁不到位，大量牙菌斑会刺激牙周病的发展，大量的牙结石会加重牙周病。

（2）与全身健康的关系：成年期妊娠妇女或服用激素类避孕药会加重牙龈炎症，内分泌紊乱对牙周病的发生发展有重要影响；糖尿病是牙周病的公认危险因素，如果成年人血糖控制不好，容易引起牙周炎；牙周炎可能是心血管疾病的一个独立危险因素，感染和炎症是动脉粥样硬化与牙周炎的共同机制。

3. 牙髓炎 牙髓炎是指发生于牙髓组织的炎性病变，牙髓炎是成年人比较常见的口腔疾病，主要是由来自牙体的感染所致，牙髓炎可分为急性牙髓炎和慢性牙髓炎。

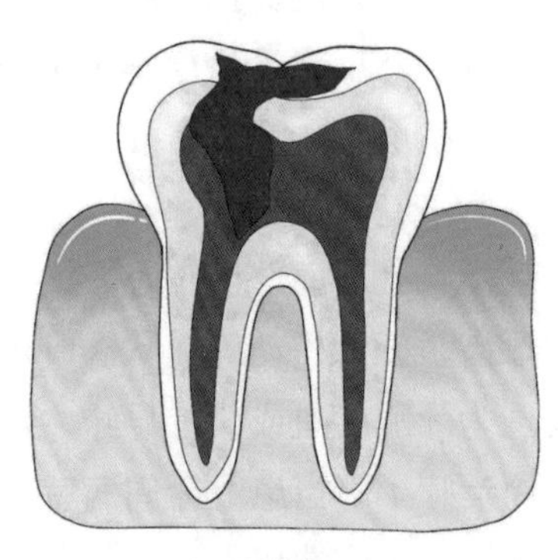
牙髓炎

俗话所说"牙疼不是病，疼起来真要命"。牙髓炎最突出的症状就是疼痛，通常急性牙髓炎发作时疼痛难忍，夜间加重，同时温度刺激也会加剧疼痛。

（1）与生活习惯的相关性：许多成年人，由于常常忙于工作，熬夜加班，忽视了牙齿疼痛，并且很多疼痛是一过性的，未引起重视，从而延误了病情，龋病进一步发展成为牙髓炎，因为龋病的早期阶段是没有症状的，成年人往往不会太在意，然而龋坏是进行性的，当接近牙神经的时候就会引起牙髓炎。因此，成年人应定期进行口腔检查，及时处理小的龋坏，防患于未然。

（2）与全身健康的关系：牙髓炎的患者夜间牙痛剧烈时，常常会影响到睡眠，抵抗力也随之下降，进一步加重病情。冠心病患者患牙髓炎时，剧烈的牙痛容易诱发心绞痛，出现心血管意外。患有高血压的牙髓炎患者，疼痛可能会诱发血压升高，引起头晕、头痛等症状，血压突然升高还易导致脑血管意外。

4. 智齿冠周炎 智齿冠周炎现也称第三磨牙冠周炎，是发生在第三磨牙（也称为"智齿"）周围软组织的炎症，多是由于智齿萌出不全或阻生导致，临床上以下颌智齿冠周炎多见。主要症状为牙冠周围软组织肿胀疼痛，如炎症影响咀嚼肌，可引起不同程度地张口受限，还可能出现吞咽疼痛，导致患者咀嚼、进食及吞咽困难。

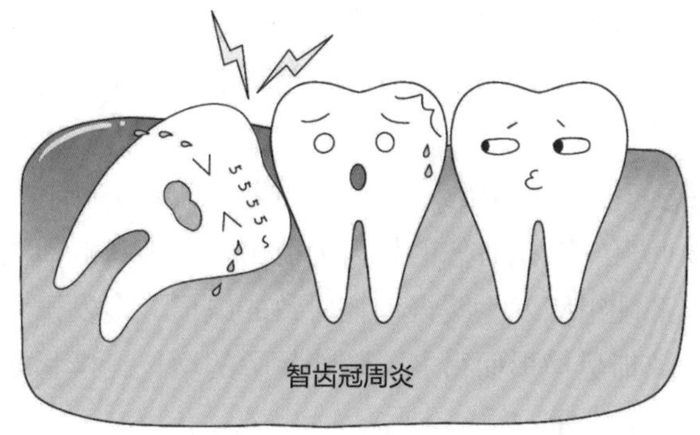

（1）与生活习惯的相关性：智齿是牙列中最后萌出的牙，智齿多于18～25岁成年期萌出，因萌出位置不足，可导致智齿萌出不全而异位或阻生，牙冠部分外露于牙龈之外，部分被牙龈覆盖。很多朋友的智齿，都是“只露尖尖角”的状态，牙龈和牙体之间形成一个盲袋，容易积存食物碎屑和细菌，加之成年人喜爱辛辣刺激的食物，经常饮酒吸烟，食物残渣及细菌易于嵌塞，一般刷牙漱口难以清洁干净，容易发生智齿冠周炎。

（2）与全身健康的关系：智齿冠周炎常发生于18～25岁的青少年，成年期以下颌多见，有急性、慢性之分，临床上常以急性炎症形式出现。在急性炎症初期，患者仅感患处轻微胀痛不适，当咀嚼、吞咽、开口活动时疼痛加重，如病情继续发展，可出现不同程度的畏寒、发热、头痛、大便秘结等全身症状。当抵抗力下降时，急性冠周炎常急性发作，病情进一步加重，可引起邻近组织器官或筋膜间隙的感染，引起面部肿胀及严重功能障碍等。

5. 口腔溃疡 口腔溃疡俗称“口疮”，是指口腔内黏膜完整性发生持续性的缺损或破坏，是临床常见病、多发病，属于口腔黏膜病中的一种，主要表现为自发性刺痛、烧灼痛。

（1）与生活习惯的相关性：成年人社会压力大，常常熬夜加班，交际应酬。熬夜加班致使其睡眠不足，过度疲劳，机体免疫功能下降，加之交际应酬经常饮酒、吸烟、进食辛辣刺激的食物等，人体内铁、锌等微量元素、叶酸、B族维生素等营养成分摄取不均衡，容易引发口腔溃疡。

（2）与全身健康的关系：成年人正处于“上有老，下有小”的阶段，扮演着多个角色，有来自社会和家庭的双重压力，容易产生焦虑、烦躁等负面情绪。人体是一个有机的整体，当机体长期处于疲劳状态和负面情绪中，各系统代谢出现障碍时可能会以口腔溃疡的表征来体现。因此，保证充足的睡眠，保持愉悦的心情也是治疗口腔溃疡的一种方法。若口腔溃疡长期治疗不愈合，需要提高警惕，建议尽快找口腔黏膜科的医生做专业检查，以排除其他疾病。

6. 楔状缺损 “风景不错来张自拍，哎呀，牙齿靠牙龈部分出现了一条小凹槽是怎么回事？”此时您的牙齿可能出现了楔状缺损。楔状缺损是指牙齿唇、颊侧颈部硬组织发生缓慢消耗所致的缺损，多发于牙弓弧度最突出位置，由于这种缺损呈楔形而得名。随着年龄的增长，楔状缺损有增加的趋势，并且程度越来越严重。

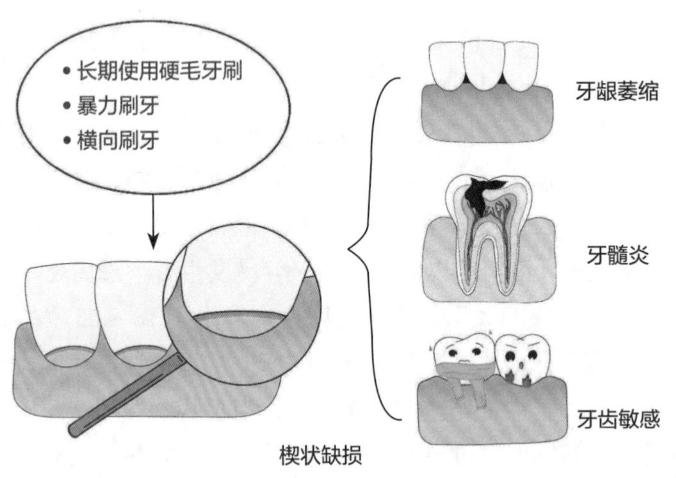

（1）与生活习惯的相关性：成年人楔状缺损是多种因素共同作用的结果，较轻者仅表现为牙颈部的缺损，严重者会引起牙齿敏感。成年人楔状缺损与长期使用硬毛牙刷、暴力刷牙、横向刷牙等不良习惯有关。通常，人们为了把牙齿刷干净，会用力刷牙，加之刷牙方法错误和使用硬毛牙刷，致使牙齿出现楔状缺损。因此，选择合适刷毛材质的牙刷和掌握正确的刷牙方法十分重要。刷牙时建议使用小头软毛的牙刷和采用巴氏刷牙法。

（2）与全身健康的关系：楔状缺损随着年龄的增长有增加的趋势，且随着缺损程度逐渐加重，可能会出现牙齿敏感、牙龈萎缩等症状，诱发牙髓病、根尖周病甚至牙折断等。当牙齿敏感，进食冷热酸甜食物或喝凉水时，牙齿会出现明显不适，严重者会感到剧烈疼痛，影响进食，进而可能会出现营养摄入不足，形体消瘦。随着缺损程度的加重，牙齿外观发生明显变化甚至会出现牙折断，影响美观及社交，打击自信心，危害身心健康。

7. 牙列缺损 牙齿是我们的人生伴侣，与我们一同品味人间美味，一起体验酸甜苦辣。当口腔内出现一颗牙或多颗牙缺失时，牙列的完整性便被破坏。牙列缺损是指在口腔内上、下牙列的不同部位有不同数目的天然牙缺失，牙列内同时有不同数目的天然牙存在。换句话说，即牙列中一颗牙或数颗牙齿缺失，上颌或者下颌至少存留一颗牙。牙列缺损的原因有许多，如龋病、牙周病、颌骨疾病、外伤、发育障碍等，其中龋病和牙周病是最常见的原因。

（1）与生活习惯的相关性：成年人压力大，大部分成年人喜食奶茶、糕点等甜食来调节心情，忽略了对糖分的控制，加之口腔卫生清洁不到位，牙体硬组织在以细菌为主的多种因素作用下，发生慢性进行性破坏导致牙齿逐步龋坏并缺失。成年男性吸烟者居多，烟草中含有大量有害物质，可对人体健康造成伤害。长期吸烟可在牙齿上形成烟斑，严重影响美观，同时，吸烟是牙周病的高危因素，烟草中的尼古丁会加速牙槽骨的破坏和吸收，造成牙齿脱落。

（2）与全身健康的关系：牙列缺损根据缺失牙齿的数量和部位不同，其影响程度不一。当磨牙缺失或缺失牙齿较多时，咀嚼功能会减退，可能会形成偏侧咀嚼的习惯，出现颞下颌关节紊乱的症状，同时由于牙齿的缺失，对食物不能进行充分的研磨，加重了胃肠消化的负担，还会影响营养吸收。当前牙缺失时，特别是多颗前牙缺失时，可能会出现说话漏风、发音不清、面容显老的情况，日常生活中也不敢露齿说话和微笑，不愿与人交流，久而久之还会造成胆怯、自卑的心理。

（三）成年期常见疾病的口腔保健

健康的口腔与生活质量息息相关，可以帮助我们自信的说话、微笑、进食和传达各种情绪，而不会感到疼痛和不适。而龋病、牙周病、牙列缺损等各类口腔疾病可能会导致疼痛不适、进食困难、缺少自信等问题。因此，建立良好的口腔健康行为，定期检查，可有效预防口腔疾病的发生。

1. 成年期龋病的口腔保健

（1）养成良好的口腔卫生习惯：刷牙是龋病简单而有效的预防手段，可以去除口腔内的食物残渣，减少细菌和糖类在牙面的停留，每天 2～3 次，每次至少 3 分钟的刷牙，可有效预防龋齿的发生。

（2）配合使用口腔保健用品：刷牙可以去除牙齿表面的食物残渣和牙菌斑，除了刷牙，还可以配合使用牙线、牙间隙刷、冲牙器等口腔保健用品，深入牙齿邻面及龈沟内进行清洁。

（3）合理饮食，控制糖类的摄入：养成良好的饮食习惯，减少含糖食物的摄入，甜食中含有大量的淀粉和蔗糖，这些糖被细菌分解后，会产生酸性物质腐蚀牙齿；多吃粗粮、蔬菜、水果等食物，粗纤维食物在进食的过程中，食物纤维和牙面摩擦，有利于帮助牙齿自我清洁。因此，合理饮食，减少蔗糖的摄入，对于预防龋齿有积极意义。

（4）定期口腔检查：龋病是成年期常见的口腔疾病，可以引起牙痛，牙龈、面部肿胀，甚至高热等全身症状，为及时了解口腔健康状况，早期发现口腔问题，早期治疗，建议每半年应进行一次口腔健康检查。

2. 成年期牙周病的口腔保健

（1）保持口腔清洁：每天刷牙 2 ~ 3 次，每次刷牙至少 3 分钟，可以配合使用牙线、牙间隙刷、冲牙器等，将牙齿邻面及龈沟内的食物残渣和软垢刷干净，正确刷牙是预防牙周疾病的基础。

（2）密切注意牙周疾病的早期信号：如果在刷牙或吃东西的时候，有牙龈出血的现象，要及早引起重视，这是牙周炎的早期表现，应尽早到医院诊治，查看龈下牙结石情况，以及牙龈萎缩的情况。

（3）养成健康的饮食习惯：尽量少吃含糖食品，少喝可乐、柠檬汽水等碳酸饮料，碳酸饮料会对牙齿造成不同程度的伤害，不抽烟，少喝酒，多吃富含纤维的耐咀嚼食物，增加唾液分泌，利于牙面及口腔清洁。

（4）定期进行口腔保健检查：定期进行口腔检查可及早发现口腔疾病，减少牙周病的发生。定期到医院口腔专科进行口腔健康检查，每半年或一年进行一次洁牙，及时去除龈下牙结石。

3. 成年期牙髓炎的口腔保健

（1）保持口腔清洁：牙髓炎治疗期间应注意维护口腔卫生，清除口内食物残渣、牙面软垢以及部分牙菌斑，刷牙有按摩牙龈的作用，从而增强抵抗力，预防口腔疾病的发生。

（2）注意饮食习惯：接受保存活髓治疗的成年人需避免过冷过热和甜酸饮食的刺激，避免喝酒和咀嚼较硬食物。急性期可给予细软或半流饮食，避免过冷过热的温度刺激。

（3）增强机体抵抗力：治疗期间注意休息，避免熬夜和过量体力劳动，加强运动，增强机体抵抗力。

（4）定期口腔检查：定期口腔检查，早发现，早诊断，早治疗，早期发现并就医治疗龋病，防止龋病进一步发展引起牙髓炎。

4. 成年期智齿冠周炎的口腔保健

（1）掌握正确的刷牙方法：科学刷牙、勤漱口，维护口腔清洁，防止炎症发生。刷牙时认真刷智齿及周边的牙龈，一定要注意刷头放在最后一颗牙齿上，建议对照镜子进行，把牙齿清洁干净。

（2）选择正确的口腔清洁用具：建议选择小头软毛刷，还可配合使用牙线、牙间隙刷、冲牙器等口腔清洁用具，防止因清理不彻底而导致细菌滋生引起智齿冠周炎。

（3）养成良好的饮食习惯：饮食上应以清淡食物为主，少吃辛辣刺激性强的食物，注意调整饮食结构，日常饮食要注意营养均衡，多吃白肉、蛋、蔬菜、瓜果等有益于口腔健康的食物。

（4）定期口腔检查：智齿冠周炎应采取早期诊断、积极治疗的原则，对于已明确无法正常萌出，甚至反复发生炎症的智齿，建议拔除。

5. 成年期口腔溃疡的保健

（1）保持口腔清洁：保持口腔卫生，掌握正确的刷牙方法，养成早晚刷牙，饭后漱口的好习惯，避免细菌及其有害物质在口腔黏膜表面堆积而造成口腔黏膜感染。

（2）合理饮食，保持健康的生活习惯：成年人不健康的饮食和生活习惯容易引发口腔溃疡。因此，合理饮食，规律作息，加强锻炼是预防口腔溃疡的基础。远离辛辣刺激的食物，食用富含矿物质和维生素的水果蔬菜，避免熬夜，规律作息，养成良好的生活习惯，从而预防口腔溃疡的发生。

（3）保持愉悦的心情：成年人有来自社会和家庭的双重压力，容易产生焦虑、烦躁等负面情绪，学会自我减压和情绪管理，保持愉悦的心情也是预防口腔溃疡的一种方法。采用与家人或朋友倾诉、听音乐、进行户外运动等方式都是缓解心理压力不错的方法。

（4）定期口腔检查：定期口腔检查对预防口腔溃疡有积极的作用，尤其是口腔溃疡反复发作的患者。定期进行口腔检查有利于口腔疾病的早发现、早治疗，建议每年至少 1 ~ 2 次口腔检查。

6. 成年期楔状缺损的口腔保健

（1）纠正不良的刷牙方法：通常，人们为了把牙齿刷干净，会用力刷牙，加之刷牙方法错误，易导致牙齿出现楔状缺损。因此，采用正确的刷牙方法，避免横刷，避免暴力刷牙，可有效预防牙齿楔状缺损的发生。建议使用巴氏刷牙法，该方法不仅克服了拉锯式横刷法的缺点，还能有效地去除牙颈部及龈沟内的牙垢和菌斑。

（2）选用合适的刷牙用具：选用合适的刷牙用具，并配合正确的刷牙方法是预防牙齿楔状缺损的有效方法，建议选用软毛牙刷，对牙齿的磨损较小。

（3）改变饮食习惯：改变饮食习惯，纠正口腔酸性环境。酸性物质会慢慢地破坏牙齿表面的牙釉质，牙颈部的牙釉质较薄，过多的摄入酸性物质会损伤牙颈部。因此减少酸性物质的摄入，如碳酸饮料，可食用胡萝卜、大豆、海带等碱性物质改善口腔环境。

（4）定期口腔检查：随着年龄的增长，楔状缺损有增加的趋势，且缺损程度逐渐加重。因此，加强自我防护，定期进行口腔检查十分重要。建议每半年或一年进行一次口腔检查，以便早发现、早诊断、早治疗。

7. 成年期牙列缺损的口腔保健

（1）保持口腔卫生：牙列缺损的原因有许多，其中龋病和牙周病是最常见的原因。保持口腔清洁是预防龋病和牙周病的基础方法。掌握正确的刷牙方法，选用合适的牙刷，必要时辅助使用牙线、牙间隙刷、冲牙器等口腔保健用品清洁口腔。定期洁牙，建议每半年或一年进行一次，保持口腔卫生。

（2）养成良好的饮食习惯：合理饮食，养成良好的饮食习惯。食用富含蛋白质、维生素、钙、磷的营养食物，少吃甜食，避免进食过硬的食物。食用含糖量高的食物后及时漱口，避免糖类聚集导致菌斑形成，减少烟酒摄入，尽量不吸烟，不饮酒。

（3）定期口腔检查：定期口腔检查，早发现，早诊断，早治疗，尽可能地保留天然牙是预防牙列缺损的关键。建议每半年或一年进行一次口腔检查，及时发现口腔疾病，及时治疗，从而降低牙齿缺失的可能。

（4）及时修复：若出现跌倒、车祸等外伤原因所致的牙列缺损，应及时修复缺失的牙齿以减轻口腔内余留牙齿的咀嚼负担，恢复口腔的基本功能。

六　老年期口腔保健

“民以食为天”这句话老年朋友的体会往往更加深刻。晚年能不能正常进食，有没有“口福”，是影响进入老年期后人身心健康的重要因素，而针对老年人群的口腔保健则是促进老年口腔疾病早预防，早治疗的重要手段。

我国规定60岁以上为老年人，按照联合国标准，一个地区老人达到总人口数的10%，该地区即视为老龄化社会。我国在1999年已经进入了老龄化社会的行列，预计到2050年我国60岁以上老年人口数将达4亿以上。

在进入老年期后，机体逐渐衰老，各系统性疾病发病率升高。在口腔健康方面，龋病、牙周病、口腔黏膜病、颞下颌关节病等患病率逐渐上升，严重影响了口腔咀嚼能力，进而影响营养物质的正常摄取、消化和吸收。另外，不充分咀嚼的食物又会加重胃肠的负担，日久易导致胃肠道疾病。营养摄取的障碍和长期积累的肠胃疾病又会进一步加重身体负担，形成恶性循环。"食以齿为先"，增强对老年患者的口腔保健知识指导，提高老年人的生活质量，保证老年人的身心健康，在我国进入老龄化社会后显得尤为重要。

针对这些特点，进行老年人群的口腔健康指导，提高老年人的自我保健能力，充分发挥其口腔的正常生理功能，做到老年口腔疾病的早预防、早发现与早治疗。

（一）老年期特点

老年期是人生理逐步衰退的时期，身体老化的同时，口腔组织也发生衰老和增龄性变化，口腔疾病发病率增高。

1. 本身特点 人体进入老年后，一个以进行性退化为主要特征的衰老过程伴随而来，在这个过程中，身体各系统器官功能不断下降，机体抗病能力减弱，不仅引起一系列增龄变化，各种疾病的发病率亦可增高。

同时，由于生理老化，老年人多有慢性疾病，由于对自身疾病及治疗缺乏认识，普遍存在焦虑甚至恐惧心理，导致愁眉不展、心事重重、沉默少语或多语、多疑，以致食欲减退、睡眠差。同时，老年人对生活适应能力减弱，体弱多病行动不便，并且反应迟缓，这些也造成了他们活动能力差，适应能力低的行为特点。加上老年患者长期形成的习惯固化，对正确的习惯认知较为缓慢。

2. 口腔特点 进入老年期后，口腔方面表现为口腔黏膜角化层增加，弹性丧失，唾液腺退化，口腔干燥，舌部肌肉萎缩，味蕾减少味觉退化，牙齿釉质磨损加重，牙本质暴露增加，牙龈退缩，牙槽骨吸收，牙根外露等，各类口腔疾病发病率均有上升趋势。老年口腔疾病病程长，恢复慢；常常同时患有多种口腔或全身疾病。

（二）老年期易患口腔疾病

1. 牙周炎 俗话说"人老先从牙齿老，缺的牙多，好的牙少"老年人掉牙，除了龋病和生理性牙槽骨萎缩造成的之外，多半是牙周病发展的结果。

牙周炎是发生在牙周支持组织的一类疾病总称，典型的临床表现包括牙龈肿胀出血，牙周袋形成，牙周溢脓，牙龈退缩，牙齿松动等，疾病初期其自觉症状不明显，一般老年人在自觉症状加重时才去就医，因此许多牙齿因为牙槽骨严重破坏而出现严重松动，无法保留。老年人由于缺牙影响咀嚼和营养消化吸收减弱。同时在发音、容貌和心理上也产生不同程度的影响。

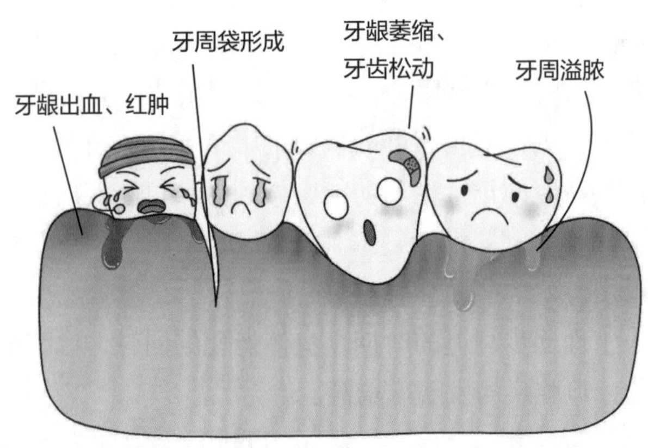

（1）与生活习惯的相关性：老年人由于多种原因，如不注意口腔卫生、喜食精致食物糕点、吸烟、牙石牙垢的长期积累、使用不良修复体、创伤性咬合及患牙龈炎不及时治疗等，牙周组织会出现轻到重度的病理改变，导致牙龈发炎、出血、牙周溢脓、咀嚼无力等，最后使一颗或多颗牙松动，甚至全口牙脱落。

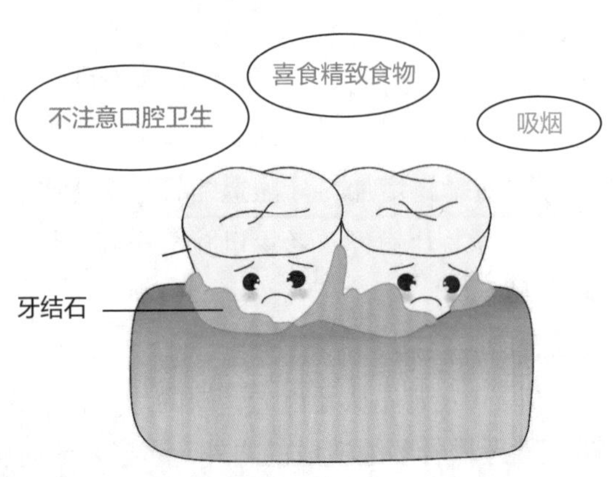

（2）与全身健康的关系：牙周炎发生后没有及时干预，进一步发展可引起牙周溢脓，牙齿松动甚至牙齿缺失等病变，牙齿缺失导致的咀嚼功能不良，则必然增加胃肠道的消化功能障碍。

此外，对于老年糖尿病患者而言，伴有严重牙周病的糖尿病患者，牙周炎症会抵抗降糖药的作用，导致血糖升高，糖尿病加重；同时，糖尿病患者由于糖脂代谢紊乱，体内免疫细胞功能缺陷等问题，也更易诱发牙周病变，因此糖尿病患者除了注意改善全身状况以外，更应加强个人的口腔卫生，定期接受牙周检查及治疗。

2. 根面龋 龋病即人们常说的“虫牙”，根面龋是指发生在牙釉质与牙骨质交界处之下牙根部的龋坏，是老年口腔疾患中最常见、危害较大的疾病之一，它具有广泛的流行性、临床损害的特殊性及防治的复杂性，需要特别引起注意。

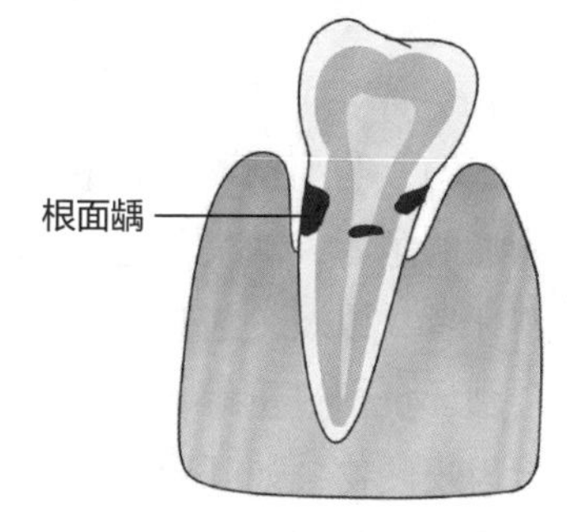

（1）与生活习惯的相关性：根面龋的发病率与年龄成正比。由于老年人缺少正确刷牙的知识和处理且唾液腺萎缩，唾液分泌减少，口腔及根面自洁能力较差，菌斑易附着在根面致龋。因牙齿的个别缺失造成咬合紊乱，容易发生食物嵌塞，再加之老年人多有假牙，牙齿与假牙之间的空隙不易清洁，容易存留食物，时间久了就会形成龋坏。

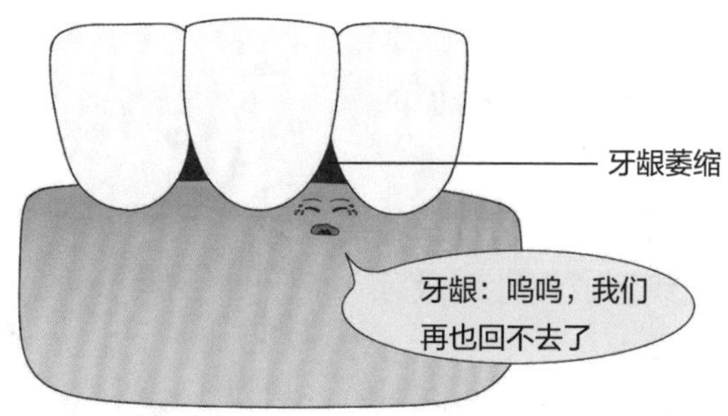

（2）与全身健康的关系：由于牙体硬组织代谢缓慢，因此龋病发展到了一定程度，必须采用充填的方法来治疗，恢复牙齿的形态与功能；而龋齿的存在会极大影响老年人的饮食健康，营养吸收不足和食物咀嚼不充分将加大

胃肠道的负荷，引发胃肠道疾病；此外，龋齿影响了咀嚼功能，降低了老年人的食欲，导致的营养吸收不足会进一步加重老人全身性疾病，如缺铁性贫血等的发展。

3. 磨耗 是指牙齿受到单纯机械摩擦作用而造成的牙齿缓慢地、渐进地耗损。这是一种自然的消耗，也是不可避免的。适当的磨耗不会造成损害或出现任何症状，但当磨耗突破釉质累及牙本质层，就会出现牙齿过敏、疼痛等症状。

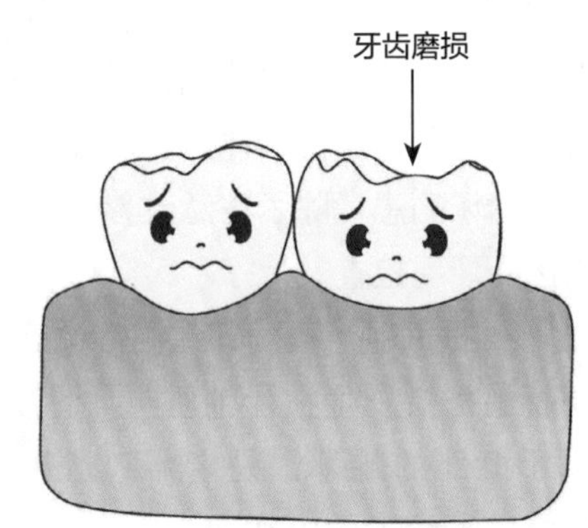

（1）与生活习惯的相关性：夜磨牙症的患者，缺失牙过多而又未及时镶牙者，以及牙齿排列紊乱或咀嚼时个别牙负担过重等，均易磨损牙齿，此外还有一些生活习惯如嗑瓜子或常用牙齿咬硬物，如开瓶盖等，都可以形成局部磨损。

此外，用硬毛牙刷刷牙或长期用牙刷横着刷牙的人，可以造成牙齿唇颊面靠近牙颈部呈 V 形沟，形成楔状缺损。

（2）与全身健康的关系：长期的磨耗易使咬合关系发生紊乱，常累及颌面部肌肉组织，引起患者疼痛不适、张口受限，生活质量的下降。此外，由于牙釉质与其下层的牙本质磨耗速度不一样，常导致牙齿咬合面的周缘形成尖锐而锋利的牙釉质边缘，不仅妨碍咀嚼而且还容易损伤舌及黏膜，或对周围软组织形成慢性刺激可导致局部组织恶性病变。

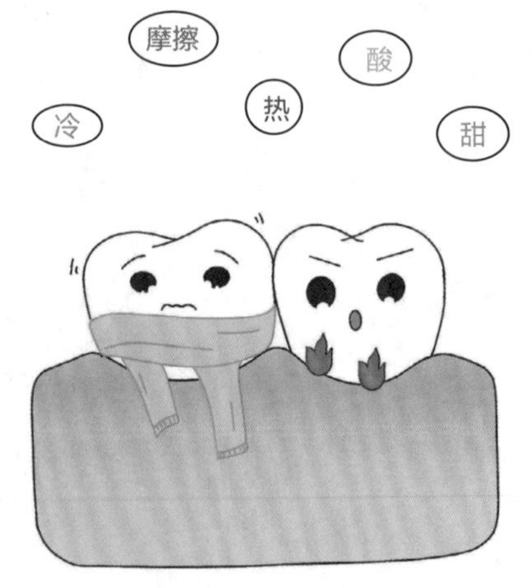

4. 牙本质敏感 牙本质敏感是指当牙齿受到冷、热、酸、甜、咸等物理性、化学性以及摩擦等机械性刺激时，引起牙齿的一过性酸痛的症状。牙本质敏感不是一种单独的疾病，而是由各种牙病造成牙釉质破坏、牙本质小管内牙髓神经末梢受到刺激所致。

（1）与生活习惯的相关性：老年人的牙本质敏感症多因牙齿龋坏、牙龈萎缩、错误的刷牙方式导致的机械性磨损（尤其前牙颈部因长期横刷而引发的楔状缺损），长期喜食质硬的食物以及外伤导致的牙折、裂纹累及牙体而出现敏感症状。应首先找出引起牙本质过敏的原因，去除刺激因素，后采取局部脱敏治疗。

（2）与全身健康的关系：牙本质敏感引发酸痛的感觉，重者不敢咬合咀嚼，甚至不敢用口呼吸，这种不适的症状大大影响咀嚼功能，并由此间接地影响消化机能。

5. 牙列缺损 / 缺失 牙列缺损是指上、下颌牙列中数量不等的天然牙的丧失，临床上表现为牙列内不同部位、不同数目的牙缺失。牙列缺失是指整个牙弓上不留存任何天然牙或者牙根，又称无牙颌。

（1）与生活习惯的相关性：老年人因生理性退行病变，导致牙龈萎缩、牙根暴露、牙槽骨吸收、牙齿松动脱落，对正确刷牙方式、刷牙器具选择知识的缺失，牙齿脱落与拔除的主要原因如前所述，是由于龋齿与牙周病，其他亦有外伤、肿瘤等原因但为数不多。

（2）与全身健康的关系：牙列缺损过后对全身健康的影响是多方面的。

1）长时间的牙齿缺失将会使邻牙向缺牙间隙移位，相对的上 / 下牙伸长，失去与邻牙的正常接触关系，造成食物嵌塞，久之易发生龋齿，且缺牙两侧邻牙所承担的咀嚼压力负荷重，可致牙周疾病。严重者邻牙松动、脱落。

2）磨牙或全口缺牙较多时，对咀嚼功能的影响较大，食物不易嚼烂，会增加胃肠负担引起胃肠疾病。老年人的神经系统和全身应激反应迟钝，敏感性下降，对疼痛不敏感，发病隐秘。患病后又缺乏典型的症状和体征，因而主诉不多，当出现明显症状时，往往已经十分严重。

3）前牙缺失时会影响发音气流的控制，甚至使得舌在发音时失去正常活动，进而造成不同程度的发音障碍。

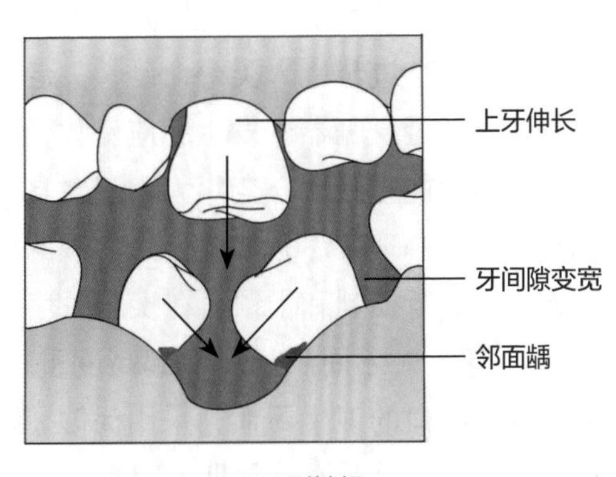

牙列缺损

4）牙齿缺失特别是大范围缺失后，由于牙槽骨萎缩，软组织内陷，将会使鼻唇沟加深，面部皱纹增加，容颜更显衰老。

5）部分老年人处于更年期或

者刚刚退休，心理会比较敏感，多要求被重视、受尊敬，因牙齿缺失带来的容颜上的衰老，以及胃肠功能受累后导致老年人机体功能和抵抗力低迫使老年人回避社交，导致孤僻或者乖张的心理。

此外，单侧的牙齿缺失将会养成不良的咀嚼习惯，时间过长将导致颞下颌关节紊乱综合征等一系列症状。因此，在拔牙或掉牙后需要及时就医，安装合适的义齿。

人们常说"老掉了牙"这句话，好像人老了非得掉牙不可，但其实不然，绝大多数的牙齿脱落或拔除，都是由于各种疾病造成的，如果能够及早预防和治疗牙病，牙齿保留终身是完全有可能的。

6. 创伤性口腔溃疡 口腔溃疡是指口腔内黏膜完整性发生持续性的缺损或破坏，是临床常见病、多发病，创伤性溃疡是指由于各种创伤引发的口腔溃疡及血疱，常发生于咀嚼一侧的软腭、悬雍垂处，自觉疼痛不明显而有异物感，往往常见于老年人群。

（1）与生活习惯的相关性：老年人食用过烫食物或吞咽过快误咬唇、舌、颊常常引起创伤性溃疡，此外由于老年人后牙高度磨损形成锐利牙尖，加之上下颌间垂直距离缩短，咬合力量增大，使其在进食时创伤黏膜的概率大大增加。

（2）与全身健康的关系：创伤性溃疡常引起半圆形、紫红色的血疱，若血疱体积较大或在软腭、颊、舌黏膜上，常常会妨碍吃饭或影响吞咽，极大影响老年人的生活质量。由于血疱疱壁较薄，很容易破裂，淤血流尽后常留有鲜红色疱底的创面，继发感染会形成糜烂或溃疡，严重者发生血性感染，此时疼痛加重，往往伴有刺痛与灼烧痛，称创伤性血疱型口炎。严重者难以入眠，形成心理负面情绪，常发生焦躁、强迫和疑病现象。

（三）老年期口腔保健注意事项

随着社会进步，人类寿命延长，老年人口逐渐增多。人进入老年期后，代谢活动和全身脏器会发生相应变化，老年人消化腺体萎缩，消化液分泌量减少，消化能力减弱。老年人由于对自身疾病及治疗缺乏认识，普遍存在焦虑甚至恐惧心理。尽管如此，大多数的口腔疾病可以通过自我监测和改变生活方式等进行控制和干预，在疾病医疗护理和预防方面有如下措施。

1. 老年人牙周疾病应引起高度重视，做好口腔预防保健，养成早晚刷牙，饭后漱口的卫生习惯，采用保健牙刷和正确的刷牙方法，定期进行口腔检查，清除牙垢牙石，早期治疗食物嵌塞和牙龈炎。

2. 为了尽可能预防根面龋的发生，我们建议老人在日常中注意以下几点：

（1）每天早晚都要刷牙，睡前尤其重要，此外，进食后还应配合使用牙线以清洁残留在牙间隙中与附着在牙面上的残渣。

（2）少吃含糖且黏稠的食物，例如软糖、糕点等。

（3）进食时要充分地咀嚼，尽量多吃富含纤维的食物，促进唾液分泌，清洁牙齿，按摩牙龈。

3. 长期严重的牙齿磨耗引起颞下颌关节病变，牙冠变短直接影响颞下颌关节的正常运动，当您产生开口受限、偏移、关节弹响以及关节区和颞部疼痛等情况时，请及时前往颞下颌关节科就诊，通过调整恢复咬合高度来解决相应的关节症状。

4. 出现牙本质过敏症的老人应及时就诊，控制症状，必要时镶牙以减轻过重负担造成的余留牙齿重度磨耗。针对牙本质敏感症的预防措施，除预防牙齿龋坏、外伤及牙周病的发生发展外，主要注意防止牙齿的过度磨耗，且避免冷热温度的骤然变化对牙髓产生的刺激。

5. 面对牙列的缺失和缺损，要想保留自己的天然牙，就要从平时的生活习惯入手防治龋病与牙周病，例如坚持早晚刷牙，饭前饭后漱口；少吃过热、过冷、过酸、过甜的食物，定期到医院行口腔检查，及时防治早期口腔疾病。

6. 创伤性口腔溃疡的防治，首先就要改善饮食习惯，如禁食过烫、过硬食物，不要仓促进食等。在创伤性溃疡发生后，除较小的血疱无需处理外，对于较大的血疱或已经破裂形成大面积溃疡需要及时就医处理，防止溃疡进一步加重。

第三节 口腔门诊就诊小贴士

一 口腔门诊就诊准备小贴士

（一）如何选择口腔医疗机构就诊？

1. 当我患有口腔疾病时，我该选择什么样的口腔医疗机构？

建议您前往具备执业资质的口腔医疗机构就诊。具备执业资质的口腔医疗机构是根据《医疗机构管理条例》及《医疗机构管理条例实施细则》规定，经登记取得医疗机构执业许可证的口腔诊所、门诊部、综合医院口腔科及口腔医院。

2. 为什么要选择具备执业资质的口腔医疗机构就诊？

在口腔诊疗工作过程中，患者的血液、唾液污染的诊疗器械等均是造成交叉感染的危险因素。具备执业资质的医疗机构具有完善的感染控制管理制度、措施和消毒灭菌设备，确保器械一人一用一消毒，可杜绝治疗过程中的交叉感染。

具备执业资质的医疗机构的口腔医师受过口腔医学专业教育和临床医疗技能训练，取得医师资格并经过执业注册，具备解决患者病痛的能力。

（二）就诊前需要做哪些准备？

1. 如何进行预约挂号？

目前国内口腔医疗机构的预约挂号方式有：电话预约（如 114）、网络预约（诊疗 APP 等）、公众号预约、现场窗口预约、医院或诊所自助机预约以及医生诊间预约，具体请您根据意向就诊的口腔医疗机构的情况选择适合自己的挂号方式。

各大口腔医疗机构实行的是实名制挂号，请用患者本人姓名挂号。如果您不会通过网络办理就诊卡等，初次前往口腔医疗机构就诊时请携带患者身份证（小孩请携带户口本），以便办理就诊卡。

2. 就诊前须进行哪些口腔准备？

就诊前请避免进食辛辣等强烈气味食物，如韭菜、大蒜等（有空腹需求时不要进食），建议刷牙漱口后就诊。

3. 就诊时需要携带哪些资料？

如果您有相关口腔就诊的病历、拍摄的口腔影像学资料如牙片、CBCT 等，请携带前往，供医生诊疗参考用。

如果您患有高血压、心脏病和糖尿病，请您按时服药，就诊前进行血压和空腹血糖的测量，并在就诊时将所服用的药物以及血压血糖测量结果告知医生。

如果您患有血液病、肾病、肝病、传染病、肿瘤等其他系统性疾病或者正在进行放化疗等特殊治疗或者服用特殊药物，就诊时可携带相关病历及检查结果，并如实告知您的主治医师，以便医生选择最合适的治疗方案。

（三）儿童看牙需要注意什么？

1. 儿童看牙家长要做哪些准备？

除准备就诊相关资料外，初次看牙前，家长可以给小朋友看一些口腔相关的画册、绘本或动画视频，让孩子对看牙有初步的认识，进行有效的心理铺垫。平时不要说不好好刷牙就带你看牙医拔牙等，这样孩子会对看牙产生恐惧心理，对日后的口腔诊疗极为不利。

2. 儿童看牙，谁陪同都可以吗？

建议由监护人陪同就诊，因为进行操作治疗都需要监护人签字确认，监护人需提供患儿姓名、性别、出生年月、年龄。监护人姓名、住址、联系方式、病史叙述者与患儿的关系等。

3. 儿童太小表述不清楚，家长应告诉医生哪些情况？

首先应告知医生本次就诊的主要原因，包括疾病的发生、发展过程、主要伴随症状；其次告知既往口腔健康状况、口腔卫生习惯、饮食习惯、喂养方式、口腔预防保健史、外院治疗经历等。此外，还需告知全身健康情况、生长发育、营养状况、有无基础疾病和遗传病、有无药物或食物过敏史等。

（四）老年人看牙需要注意什么？

首先，老年人应按前面所讲“就诊时需要携带哪些资料”的内容将资料准备齐全。其次，如果老年人有系统性疾病，血压、血糖控制不稳，有跌倒史，畏惧看牙，不能与医务人员较好地沟通交流等，建议由家属陪同就医。

（五）什么情况可以去急诊科看牙？

口腔急诊科主要接诊急性牙痛、牙外伤、口腔颌面部炎症与创伤、牙科手术（拔牙、洁牙）后出血等疾病，如果您的就诊需求不是这些，不建议直接去急诊科。

二 口腔专科医院就诊挂号小贴士

1. 牙齿变黑或有洞，挂哪个科室？

建议您挂牙体牙髓病科、预防科或全科。

2. 牙齿疼痛可以挂哪个科室？

如果是牙齿急性夜间疼痛，可以去急诊科，白天建议挂牙体牙髓病科，就诊前应避免服用止痛类药物，避免因服药掩盖病情。

3. 补牙是否可以挂口腔修复科？

口腔修复科是给患者镶牙的科室，补牙建议您挂牙体牙髓病科、预防科或全科。

4. 拔牙挂哪个科？

拔牙建议挂口腔外科或全科。

5. 牙龈红肿流血，牙结石多想洁牙挂哪个科？需要准备什么？

建议您首先挂牙周科，如果您有近三个月血液检验报告，包括血常规、血糖、凝血功能、感染性标志物全套（乙肝两对半、丙肝、艾滋病、梅毒，如有乙肝病史，请提供乙肝病毒 DNA 拷贝量），请在就诊时携带前行。

6. 口腔溃疡挂哪个科？需要准备什么？

建议您挂口腔黏膜科，就诊前应改善不良生活习惯，戒烟酒、保证睡眠充足，并告知医生您既往患有的疾病。

7. 牙齿排列不整齐，挂哪个科？

建议您挂口腔正畸科。

8. 口腔关节有疼痛、弹响等不适，挂哪个科？

建议您挂颞下颌关节科。

9. 儿童口腔出现龋齿，牙列不整齐等，挂哪个科？

建议您挂儿童口腔科。

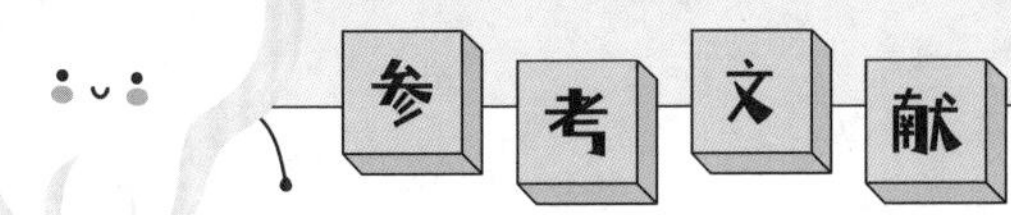

参考文献

[1] 周学东 . 牙体牙髓病学 [M].5 版 . 北京：人民卫生出版社 ,2020.

[2] 陈谦明 . 口腔黏膜病学 [M].5 版 . 北京：人民卫生出版社 ,2020.

[3] 葛立宏 . 儿童口腔医学 [M].5 版 . 北京：人民卫生出版社 ,2020.

[4] 赵志河 . 口腔正畸学 [M].7 版 . 北京：人民卫生出版社，2020.

[5] 张志愿 . 口腔颌面外科学 [M].8 版 . 北京：人民卫生出版社，2020.

[6] 何三纲 . 口腔解剖生理学 [M].8 版 . 北京：人民卫生出版社，2020.

[7] 孟焕新 . 牙周病学 [M].5 版 . 北京：人民卫生出版社，2020.

[8] 冯希平 . 口腔预防医学 [M].7 版 . 北京 : 人民卫生出版社 ,2020.

[9] 叶畅畅 , 赵蕾 , 王冬青 , 等 . 妊娠期牙周疾病的防治策略 [J]. 国际口腔医学杂志 ,2018,45(05):501-508.

[10] 关淑元 , 周媛 , 周学东 , 等 . 孕前口腔保健及遗传咨询 [J]. 国际口腔医学杂志 ,2018,45(03):324-330.

[11] 邹静 . 儿童口腔健康管理 [J]. 华西口腔医学杂志 ,2018,36(05):466-467.

[12] 王玉龙 , 苏慧娟 . 国家认同对青少年自尊发展的影响 [J]. 湖南第一师范学院学报 ,2022,22(05):107-112.

[13] VILLA A, SONIS S. Oral leukoplakia remains a challenging condition[J]. Oral Dis, 2018, 24(1-2): 179-183.

[14] RITCHIE A, KRAMER J M. Recent Advances in the Etiology and Treatment of Burning Mouth Syndrome[J]. J Dent Res, 2018, 97(11): 1193-1199.

[15] HAMOUR A F, KLIEB H, ESKANDER A. Oral lichen planus[J]. CMAJ, 2020, 192(31): 892.

[16] GILLIGAN G M, PANICO R L, DI TADA C, et al. Clinical and immunohistochemical epithelial profile of non-healing chronic traumatic ulcers[J]. Med Oral Patol Oral Cir Bucal, 2020, 25(5): 706-713.

72栓